Dormir Mejor Para Prosperar

Pasos prácticos que mejorarán tu vida

Dra Sui H. Wong MD FRCP

© Copyright 2024 - Todos los derechos reservados.

El contenido de este libro no puede reproducirse, duplicarse ni transmitirse sin el permiso directo por escrito del autor o del editor.

Bajo ninguna circunstancia se culpará o responsabilizará legalmente a la editorial, o al autor, de ningún daño, reparación o pérdida monetaria debida a la información contenida en este libro, ya sea directa o indirectamente.

Aviso legal:

Este libro está protegido por derechos de autor. Es solo para uso personal. No puedes modificar, distribuir, vender, utilizar, citar o parafrasear ninguna parte, ni el contenido de este libro, sin el consentimiento del autor o del editor.

Aviso de exención de responsabilidad:

Ten en cuenta que la información contenida en este documento solo tiene fines educativos y de entretenimiento. Se ha hecho todo lo posible por presentar una información precisa, actualizada, fiable y completa. No se declaran ni se implican garantías de ningún tipo. Los lectores reconocen que el autor no se dedica a prestar asesoramiento jurídico, financiero, médico o profesional. El contenido de este libro procede de diversas fuentes. Te rogamos que consultes a un profesional titulado antes de poner en práctica las técnicas descritas en este libro.

Al leer este documento, el lector acepta que, bajo ninguna circunstancia, el autor es responsable de ninguna pérdida, directa o indirecta, en la que se incurra como resultado del uso de la información contenida en este documento, incluidos, entre otros, errores, omisiones o imprecisiones.

EBH Press : EBHpress.com

Copyright © Dra Sui H. Wong 2024

ISBN: 978-1-917353-28-1 (Rústica), 978-1-917353-27-4 (e-Book),

Contenido

INTRODUCCIÓN 1
   Nota de la autora 2

CAPÍTULO 1: LA SALUD ANTE TODO: LA CIENCIA DEL SUEÑO 5
   La importancia del sueño 6
      ¿Por qué necesitamos dormir? 6
      ¿Qué le hace al cuerpo la falta de sueño? 7
      ¿Cuáles son algunos conceptos erróneos sobre el sueño? 7
      ¿Cuáles son las fases del sueño? 7
      ¿Cómo afecta el sueño insuficiente a la productividad y la concentración? 9
      ¿Por qué el sueño alterado o no regulado provoca desregulación emocional? ... 10
      ¿Cómo afecta la falta de sueño a la salud metabólica? 10
   Solución de problemas de salud 10
   Valoración del sueño 12

CAPÍTULO 2: RUTINA Y RITMO - CÓMO ELABORAR TU RUTINA DE SUEÑO 17
   Comprender el ritmo circadiano 18
      ¿Qué es el ritmo circadiano? 18
      ¿Cómo afecta la luz para dormir? 18
      ¿Qué hormonas intervienen en el sueño? 19
      ¿Qué es la presión del sueño y la adenosina? 19
      ¿Por qué es importante seguir una rutina? 20
      ¿Cuántas horas debo dormir? 20
   Crear una rutina de sueño 21
      Tu plantilla de rutina 26
   Ponte en acción durante el día 29
      Plantilla de seguimiento del sueño y la alimentación 29
      Guía de actividad física 31

CAPÍTULO 3: PERMANECER DORMIDO - GESTIONAR LO QUE TE MANTIENE DESPIERTO 33
   Sueño Saludable 33
      ¿Cómo influye mi dieta en el sueño? 34
      ¿Qué alimentos son los peores para dormir? 34
      ¿Qué alimentos son los mejores para dormir mejor? 34
      ¿Por qué es tan difícil despertarse por la mañana? 35
      ¿Qué causa el insomnio? 36
   Solución de problemas para las alteraciones del sueño 37
      Salud del sueño y otros 37
      Recordatorios sobre el estrés 39
      Estimulantes comunes 40
      Guía de alimentos para conciliar el sueño 41
   Levántate y mantente despierto 42

CAPÍTULO 4: FACTORES AMBIENTALES: CREAR LA SITUACIÓN PERFECTA PARA DORMIR 45

- El impacto de nuestro entorno 45
  - ¿Cómo influye la temperatura en el sueño? 46
  - ¿Qué sonidos pueden mantenerme despierto? 46
  - ¿Qué debo ponerme para dormir? 46
  - ¿Un dormitorio desordenado afecta a mi salud del sueño? 47
- Perfeccionar tu entorno de sueño 47
  - Despejar el desorden para dormir 47
  - Condiciones ideales para dormir 48
- Desintoxicación de la pantalla 50

CAPÍTULO 5: POTENCIAR EL DESCANSO - ENFOQUES HOLÍSTICOS PARA LA SALUD A LARGO PLAZO 53

- Herramientas de descanso 54
  - Tés 54
  - Aceites esenciales 54
  - Suplementos 54
  - Manta lastrada 55
  - Protector bucal 55
  - Masajes regulares 55
- Estrategias de relajación 55
  - Baños calientes 55
  - Trabajo de respiración 56
  - Yoga Nidra 57
  - La siesta como complemento del sueño 57
  - Registro de sueños 58

CAPÍTULO 6: CAPÍTULO EXTRA-DORMIR EN CIRCUNSTANCIAS ESPECIALES 61

- Sueño saludable para niños y adolescentes 61
- Sueño saludable para las mujeres 62
- Sueño saludable para deportistas 63
- Dormir en horarios no tradicionales 64
- Sueño saludable para mayores de 60 años 65

CONCLUSIÓN 67

- Recapitulación de tu Plan de Acción 68
- Nota de la autora 68

30 DÍAS PARA DORMIR MEJOR 71

- Seguimiento del sueño 71
- Fase 1: Encuentra tu rutina matutina 75
- Fase 2: Establecer una rutina nocturna 77
- Fase 3: Mejorar la calidad del sueño 79

RECURSOS ADICIONALES SOBRE EL SUEÑO 81

- Ayuda especializada 81
- Aprendizaje Continuo 81
- Fuentes en Internet 81

APÉNDICE 85

REFERENCIAS 87

- Referencias de imágenes: 92

Introducción

El sueño influye en todo.

¿Qué te viene a la mente cuando piensas en la salud? Tal vez te centres en la comida, o quizá te venga a la cabeza la imagen de una persona atlética. Sin embargo, un aspecto fundamental de tu salud que no debes ignorar son tus hábitos de sueño.

Casi todos los animales duermen. Algunos descansan mucho, como los koalas, que pueden dormir 18 o más horas al día ("Koala", 2020). Otros, como las jirafas, ¡duermen menos de cinco horas al día! (Suni, 2023a)

El sueño puede ser un área ignorada por quienes buscan superarse y sentirse mejor. Los efectos más graves de dormir mal no se sienten tan inmediatamente, y los efectos menos graves pueden enmascararse con cosas como bebidas con cafeína o tentempiés azucarados. Lo más probable es que hayas oído a alguien decir: "Puedo dormir cuando estoy muerto", ¡o quizá lo hayas dicho tú mismo!

En realidad, la privación de sueño probablemente acortará tu vida *y* afectará a tu productividad. ¿Cuántas veces te has quedado despierto hasta tarde aun sabiendo que tenías que levantarte por la mañana? ¿Cuándo fue la última vez que te quedaste dormido más de 20 minutos después de la hora a la que te habías levantado?

Al igual que otros aspectos de nuestra salud, muchos de nosotros sabemos que necesitamos mejorar en este aspecto, pero el problema es saber cómo conseguir un sueño de mayor calidad. A lo largo de esta guía, seguirás un proceso paso a paso para mejorar la calidad de tu sueño y conseguir una mejor salud general.

Para iniciar tu viaje hacia un sueño mejor, empezaremos hablando de la importancia de fijar una hora constante para levantarte cada mañana. Este sencillo hábito te ayudará a establecer una rutina saludable, comprender tus necesidades de sueño y evitar acumular una deuda de sueño. Descubrirás por qué es crucial despertarse a la misma hora todos los días, incluso los fines de semana, para regular el reloj interno de tu cuerpo y mejorar la calidad de tu sueño.

Después, afinarás tu rutina nocturna determinando la hora ideal de acostarte en función de tu objetivo de duración del sueño. Por ejemplo, si tu objetivo son siete horas de sueño, aprenderás a ajustar tu rutina en consecuencia, de forma práctica y sin fisuras, para alinearte con el ritmo natural de tu cuerpo. Al final de este viaje, conocerás tus necesidades de sueño y tus pautas de sueño óptimas, y aprenderás estrategias para mejorar la calidad de tu sueño.

El sueño de calidad no solo es crucial para la resistencia de la salud cerebral; es esencial para la productividad, la salud y el bienestar general. ¡Este cuaderno de ejercicios pretende dotarte de herramientas prácticas para establecer y mantener hábitos de sueño saludables!

Nota de la autora

Como neuróloga (médico) e investigadora neurocientífica en intervenciones para mejorar la salud cerebral, comprendo la importancia del sueño para tu salud. Tengo experiencia en aplicaciones clínicas para tratar afecciones médicas y neurológicas y he utilizado mis habilidades para apoyar un cambio de conducta exitoso.

Con frecuencia ayudo a quienes están interesados en mejorar sus patrones de sueño. Cambiar el sueño puede cambiar la vida de muchas maneras, por ejemplo reduciendo las migrañas y aumentando el estado de alerta diario. Además, muchas personas pasan de sentirse confusas a sentirse despejadas y renovadas cada día. Mediante estas prácticas, *es* posible obtener resultados asombrosos que cambiarán tu vida a mejor.

Mi motivación para escribir este libro procede de las preguntas y retos que veo a menudo en mi práctica clínica. Los enfoques de este libro incluyen muchas cosas que han sido útiles y eficaces para mejorar la calidad de vida de mis pacientes. Ahora, quiero compartir esta experiencia con un público más amplio para que más personas puedan tener un impacto positivo en sus vidas más allá de mis consultas diarias.

Me apasiona la importancia del sueño, y he sido testigo directo del impacto negativo que la falta de sueño puede tener en la salud. Mi misión es transformar la salud de las personas en mi consulta médica.

Mi objetivo es transmitir amabilidad, compasión, empatía y motivación en mi enfoque. Mi objetivo es que las personas se sientan capacitadas e inspiradas para dar pasos positivos. Aunque el camino pueda parecer difícil a veces, persistir y seguir el proceso traerá valiosas recompensas.

Al empezar, quiero animarte a que reflexiones sobre tu motivación subyacente, tu "por qué" profundo. Puede ser el deseo de mejorar, de apoyar a tu familia, de ser mejor compañero, hermano o profesor, o de destacar en tus funciones profesionales.

Tómate un momento para escribir tu "por qué" a continuación. ¿Cuáles son tus objetivos y qué te motiva a mejorar? Escribirlo te ayudará a reforzar esta idea:

Luego, a lo largo del proceso de mejora del sueño, puedes volver a esta motivación para que te ayude a mantenerte centrado y en el buen camino hacia tus objetivos. ¡La identificación de fuentes de alegría, propósito y significado es clave para lograr un cambio positivo y duradero!

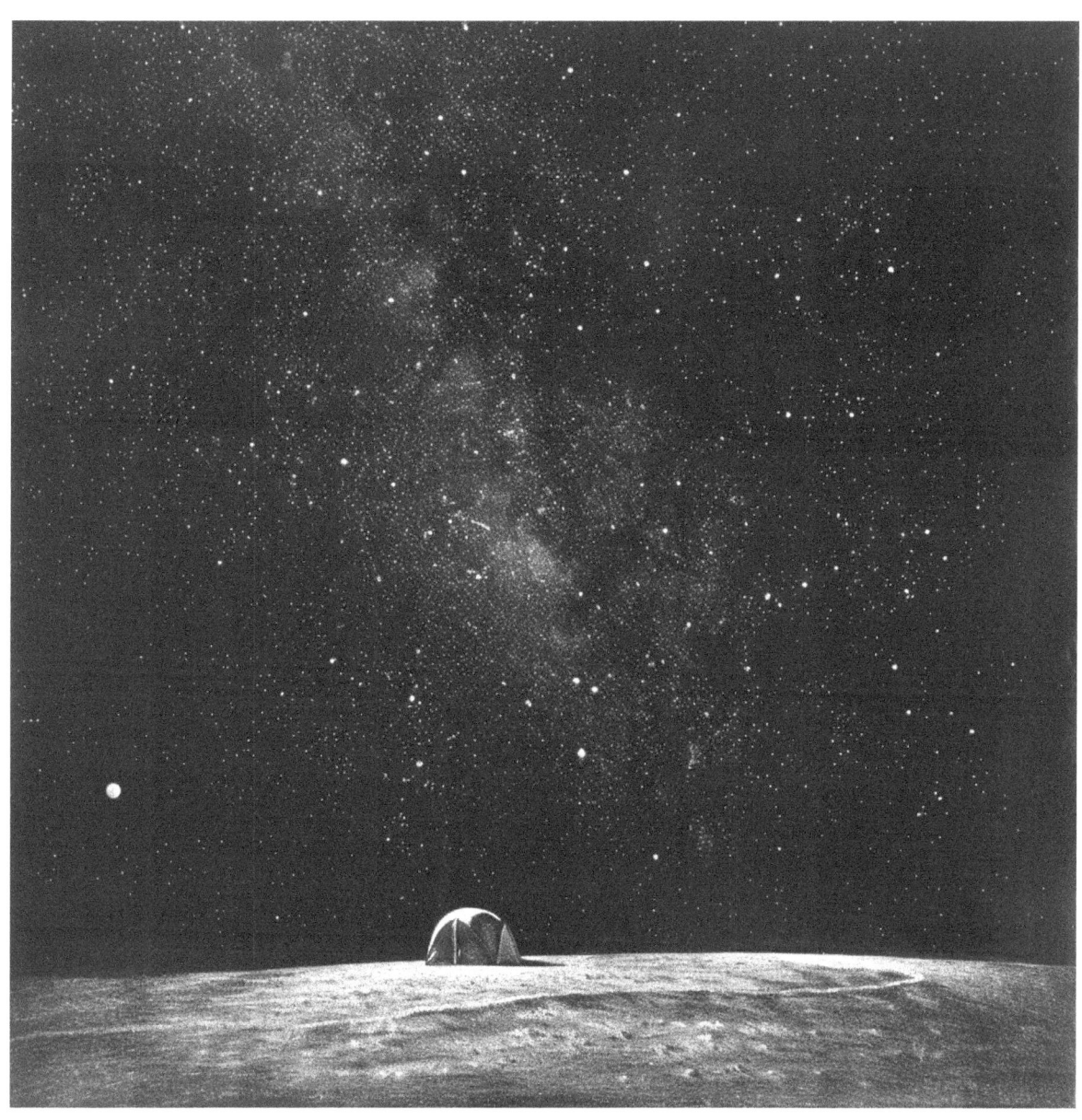

Capítulo 1:
La salud ante todo: la ciencia del sueño

Conocer la ciencia de lo que ocurre cuando tu cuerpo se va a dormir te ayudará a comprender por qué es importante crear una rutina y cómo puedes solucionar los problemas de sueño.

A lo largo de los seis capítulos siguientes de este libro, vas a aprender todo lo que necesitas saber sobre la calidad del sueño y cómo perfeccionar tu rutina. Al final, podrás tomar lo que has aprendido y aplicarlo a tu vida para que, en pocas semanas, notes una mejora en la calidad de tu sueño. Al final del libro, en la sección de recursos adicionales, encontrarás un plan de acción que podrás poner en práctica para ayudarte a adoptar el enfoque adecuado para tu salud.

Ya sabes que el sueño es importante, ¡lo que te ha inspirado a venir aquí! Ahora, vamos a profundizar en por qué es tan vital para tu salud y qué ocurre en el interior del cuerpo durante este período de descanso cada noche.

¿Sabías que...?

El sueño no solo afecta a tu salud física y mental, sino también a tu aspecto (¡y no solo las pesadas ojeras!). Un estudio concluyó que "la mala calidad crónica del sueño se asocia a un aumento de los signos de envejecimiento intrínseco, a una disminución de la función de barrera de la piel y a una menor satisfacción con la apariencia" (Baron, s.f.).

La importancia del sueño

Dormir es algo que hacemos desde que nacemos, ¡e incluso antes! Cuando están en el útero, se calcula que los fetos duermen aproximadamente el 95% del tiempo (McTigue, 2020). Dormir no es una práctica que tengamos que aprender a hacer; nuestros cuerpos están conectados de forma natural para enviar señales de cansancio y alerta a lo largo del día. Sin embargo, lo que *sí* tenemos que aprender es a mantener un sueño constante y regular. ¿Por qué? A continuación encontrarás algunas preguntas frecuentes que te ayudarán a comprender qué es el sueño, por qué es necesario para tu cuerpo y por qué la regularidad del sueño es importante para la salud en general.

¿Por qué necesitamos dormir?

El sueño, en su forma más simple, es un proceso reparador. Considera cualquier parte de tu cuerpo, ya sea el corazón o el estómago. Todas las zonas necesitan algún tipo de descanso. Nada deja nunca de funcionar por completo, pues de lo contrario no funcionaría correctamente. Sin embargo, no todo funciona a un ritmo rápido durante todo el día. Solo puedes correr hasta que necesitas parar y recuperar el aliento para dar un respiro a tus pulmones. Solo puedes comer hasta que necesitas parar y dejar que tu estómago haga la digestión. Solo puedes estar de pie hasta que los músculos de las piernas necesitan descansar y tienes que sentarte.

El cerebro también necesita descansar, como cualquier otra parte del cuerpo. Nunca deja de funcionar, pero el sueño es un proceso esencial que ayuda a tu cerebro a aumentar las funciones neurológicas, como (Bryan, 2023):

- aprendizaje
- memoria
- inmunidad

Cuando duermes, tu cerebro está trabajando duro para ayudar a mejorar y regular todo lo que ocurre en tu cuerpo, desde la digestión hasta el equilibrio hormonal.

¿Qué le hace al cuerpo la falta de sueño?

Según el Instituto Nacional del Corazón, los Pulmones y la Sangre, "La forma en que te sientes mientras estás despierto depende en parte de lo que ocurre mientras duermes" ("¿Por qué es importante el sueño?", 2022).

Una mala salud del sueño se asocia con (Carden et al., 2021):

- cáncer
- enfermedad cardiovascular
- diabetes
- aumento del riesgo de mortalidad
- obesidad

Está claro que una mala salud del sueño contribuye a estas cosas, y agrava cualquier otro problema de salud con el que ya estés luchando. No proporcionar a tu cuerpo un sueño adecuado puede ser tan perjudicial para tu salud como una mala alimentación, la falta de ejercicio físico o el estrés excesivo.

¿Cuáles son algunos conceptos erróneos sobre el sueño?

Una de las mayores ideas falsas sobre el sueño es que tu cuerpo puede adaptarse a dormir mal. A veces puede parecerlo. Quizás solo dormiste tres horas antes de un gran día de trabajo, y acabaste sintiéndote bien después de tomar un café y una ducha fría. Estas cosas solo enmascaran los síntomas, no remedian el problema. Esto puede dar la sensación de que dormir poco no es un gran problema, pero hacerlo de forma sistemática puede perjudicar la salud más adelante.

Otro concepto erróneo es que lo principal a tener en cuenta es cuánto duermes y que la siesta complementará tu sueño. Es cierto que la siesta puede ayudarte a sentirte restablecido, pero no sustituye a un sueño saludable (Suni, 2023c). Además, no es cierto que cuanto más duermas, mejor estarás. Aunque dormir una cantidad adecuada es importante, lo que es más importante es que el tipo de sueño que estés durmiendo sea de alta calidad para garantizar que tu cuerpo experimenta ese proceso restaurador natural que necesita.

¿Cuáles son las fases del sueño?

Lo más probable es que hayas oído hablar de las fases del sueño. Como mínimo, ¡has experimentado cómo se sienten! Cada noche, nuestro cuerpo pasa por distintas fases del sueño, cada una de las cuales tiene una finalidad diferente ("Sueño", 2023). Cada fase lleva a tu cuerpo a un sueño más profundo a medida que avanza, y tu cuerpo pasa por todas las fases cuatro o cinco veces por noche. El ciclo suele durar entre 90 y 120 minutos. Las cuatro fases de este ciclo son:

- NREM (movimiento ocular no rápido) fase 1

- NREM fase 2

- NREM fase 3

- Sueño REM (movimientos oculares rápidos)

Las fases de movimiento ocular no rápido (NREM) comienzan cuando tu cuerpo empieza a dormirse.

En las tres fases del movimiento ocular no rápido, tu cuerpo inicia el proceso de quedarse dormido. En la fase 1, puedes despertarte fácilmente, ya que es una fase ligera. Durante la fase 2, tu cerebro está más relajado y tus ondas cerebrales se ralentizan. A continuación, en la fase 3, entras en un sueño más profundo, en el que las ondas cerebrales se ralentizan aún más a medida que se inicia el proceso reparador.

Por último, durante la fase REM, tu cerebro se vuelve más activo, y es la fase en la que es más probable que sueñes. En cada ciclo, la fase REM se alarga.

¿Por qué es importante conocer estas fases? Para conseguir un descanso nocturno completo, tu cuerpo necesita pasar varias veces por estas fases para ayudar a organizar la información, almacenar los recuerdos y restablecer la energía corporal. Si hay alteraciones que cortan un gran porcentaje del sueño de la fase 3 por la noche, como el consumo de cafeína o alcohol, puedes verte privado de los beneficios de esa fase, como la eliminación de toxinas.

Además, esto ayuda a explicar por qué a veces las siestas pueden ser contraproducentes. Si duermes lo suficiente para entrar en la fase NREM 3 y luego te despiertas, puedes sentirte aturdido y confuso ("Sueño", 2023).

Puesto que cada fase REM se alarga a lo largo de la noche, si un día tienes que despertarte especialmente pronto para algo como un vuelo, lo que se verá afectado será la mayor parte de la fase REM. En este caso, hacer pequeños ajustes de horario antes del viaje puede ayudarte a dormir más para prepararte.

Comprender estas fases del sueño nos enseña que dormir es un proceso complejo, no solo un período de descanso rápido para tu cuerpo. Mejorar el sueño requiere que aprendamos a trabajar con el cuerpo para facilitar un sueño más profundo y reparador que mejore nuestra forma de sentirnos durante el día.

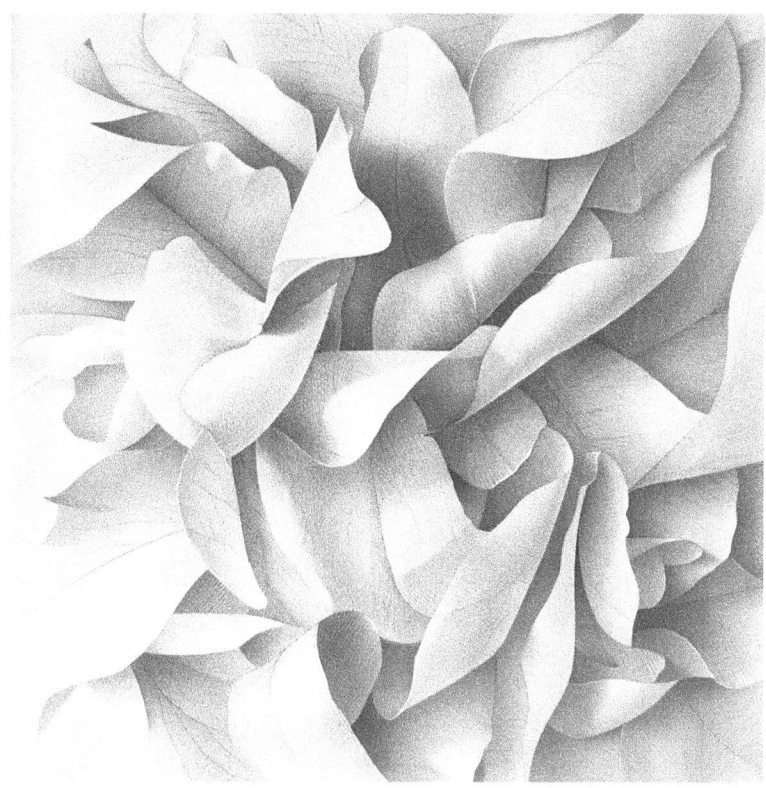

¿Cómo afecta el sueño insuficiente a la productividad y la concentración?

Otra cosa clave que hay que saber sobre el sueño es que es un proceso químico del cuerpo. Cada fase produce hormonas que son vitales para ayudar al funcionamiento del cuerpo (Suni, 2023b). Cuando duermes, tu cerebro pasa por procesos cognitivos, como (Suni, 2023b):

- consolidación de la memoria

- eliminación de proteínas peligrosas

- conexión y refuerzo de las ideas

Cuando nos saltamos estas funciones cognitivas, a nuestro cerebro le cuesta más trabajar correctamente durante el día. El recuerdo de la memoria se hace más difícil, perjudicando nuestra capacidad de pensar lógicamente, resolver problemas y seguir instrucciones. Cuando nuestras ideas están desorganizadas, puede que seamos menos productivos y nos cueste llevar a cabo tareas importantes.

Aparte de los procesos biológicos que nos perdemos cuando dormimos mal, el aturdimiento puede provocar impulsividad, y la fatiga reducirá la motivación, lo que repercutirá en nuestras rutinas diarias.

¿Por qué el sueño alterado o no regulado provoca desregulación emocional?

Como ya se ha dicho, la falta de sueño afecta a varias funciones cognitivas, lo que también influirá en cómo gestionas las emociones. La falta de sueño puede hacernos más sensibles a los factores estresantes y reducir nuestra capacidad para afrontar las emociones (Vandekerckhove, 2017). Cuando no duermes lo suficiente para mantener las bases cognitivas de tu salud, acabarás luchando con presiones vitales adicionales.

Piénsalo de este modo: Si llevas un estilo de vida sedentario, realizar formas básicas de actividad física puede ser un reto, como subir varios tramos de escaleras o permanecer de pie durante largos periodos de tiempo. Además, la actividad física adicional, como participar en un deporte, va a ser aún más difícil.

Cuando tu cerebro no duerme lo suficiente, no le estás proporcionando la base de descanso necesaria para el proceso restaurador natural. Además, cualquier otra exigencia de la vida que conlleve sus propios factores de estrés será aún más difícil de afrontar. El estrés excesivo también lleva a tu cuerpo a través de un proceso químico, desregulando tus hormonas.

La falta de sueño puede causar estrés, y el estrés puede causar falta de sueño, contribuyendo así a un ciclo que te hace sentir cansado, agotado y abrumado.

¿Cómo afecta la falta de sueño a la salud metabólica?

Está claro cómo y por qué la falta de sueño afecta a la mente, ya que durante el sueño ocurren muchas cosas, cognitivamente hablando. Pero ahora te estarás preguntando cómo afecta a tu cuerpo en su conjunto.

Dado que se liberan tantas hormonas cuando te duermes, durante el sueño y al despertar, tu cuerpo depende del equilibrio hormonal para funcionar correctamente. Una vez alteradas las hormonas del sueño, el impacto se extenderá a otras hormonas que regulan el azúcar en sangre, el hambre y la tensión arterial. Esto podría provocar antojos y hábitos de comer en exceso, alterando aún más la salud digestiva.

Además, tu metabolismo general se altera cuando los malos hábitos de sueño se apoderan de ti, perjudicando la capacidad del organismo para regular el peso corporal. Todo esto reduce la energía, lo que puede llevarte a desear alimentos ricos en calorías o bebidas azucaradas y con cafeína, ya que tu cuerpo busca fuentes de energía. A su vez, esto repercute aún más en tu peso, contribuyendo así a un ciclo de sueño poco saludable.

Solución de problemas de salud

El sueño es el hábito clave que promueve otros hábitos saludables, como alimentarse correctamente y realizar actividad física. Aunque al principio no lo parezca, hay muchos síntomas que pueden estar relacionados con tus hábitos de sueño.

Tómate un momento para reflexionar sobre algunas de las cosas con las que has tenido problemas de salud. A continuación encontrarás un cuadro que resume algunos de los principales problemas de salud relacionados con la mala calidad del sueño. Toma nota de los que estés experimentando, junto con los síntomas a los que te hayas enfrentado. Quizá descubras que no te habías dado cuenta de que el sueño contribuye a ellos.

Problemas comunes de salud	Síntomas que puedes estar experimentando
Desregulación emocional	<ul><li>cambios de humor</li><li>ansiedad</li><li>depresión</li></ul>
Falta de motivación o baja productividad	<ul><li>procrastinación</li><li>bajo rendimiento laboral o escolar</li><li>dificultades para completar tareas</li></ul>
Dificultad para enfocar o concentrarse	<ul><li>dificultades para prestar atención</li><li>problemas de memoria u olvidos</li><li>problemas para escuchar o comprender información</li></ul>
Control del peso	<ul><li>metabolismo lento</li><li>obesidad</li><li>pérdida o aumento de peso repentinos e inexplicables</li></ul>
Salud metabólica	<ul><li>antojos intensos de comida</li><li>hipertensión</li><li>irritabilidad</li></ul>
Falta de energía	<ul><li>letargo</li><li>fatiga</li><li>estallidos de energía seguidos de bajones de energía</li></ul>

Valoración del sueño

Una vez que hayas establecido las razones más importantes para cuidar tu salud del sueño, empezarás a crear una mejor motivación para mantener estos hábitos. Puede resultar difícil adoptar hábitos y cambios en el estilo de vida si primero no entiendes por qué es necesario hacerlo. Dormir mejor es bueno por razones obvias, como sentirse más descansado y reducir la somnolencia. Sin embargo, es lo que ocurre en el interior del cuerpo lo que resulta clave para regular tu salud total.

A continuación te proponemos una autoevaluación para ayudarte a sentar las bases de tu propia rutina personal de sueño. Tómate un tiempo para reflexionar sobre las preguntas que aparecen a continuación. Utiliza las líneas proporcionadas para escribir tus respuestas, o escríbelas en un cuaderno rayado aparte si utilizas un libro electrónico.

¿Qué te dificulta regular tus patrones de sueño?

_____

_____

_____

¿Qué es lo que más te impide dormir?

_____

_____

_____

¿En qué hábitos participas conscientemente que podrían estar dificultando tu sueño?

¿Cuáles son tus mayores puntos fuertes a la hora de mantener una rutina de sueño?

¿Qué hay en tu entorno que no te deja dormir?

¿Cómo están tus niveles de estrés?

¿Cómo son tus otros hábitos saludables, como los hábitos alimentarios o las rutinas de entrenamiento y los regímenes de ejercicio?

Ahora, con las respuestas que has dado antes, rellena el cuadro siguiente, o copia esta plantilla en un cuaderno rayado si utilizas un libro electrónico. En la columna de la izquierda encontrarás algunos ejemplos. Utiliza un bolígrafo para tachar los que no supongan un problema para ti, y un rotulador para marcar aquellos en los que tengas que trabajar. En la columna de la derecha, escribe tus propias respuestas. Utiliza viñetas para centrarte en las cosas más importantes que te impiden dormir bien.

Las cosas que me impiden mantener una rutina de sueño regular son:	<ul><li>ansiedad</li><li>pesadillas</li><li>despertar en mitad de la noche</li><li>malos hábitos, como usar el teléfono antes de acostarse</li></ul>	Mi respuesta:
Los mayores trastornos que tengo al dormir son:	<ul><li>ruidos, como los ronquidos de la pareja</li><li>levantarse a orinar con frecuencia</li><li>situaciones incómodas para dormir</li></ul>	Mi respuesta:
Los hábitos que más me cuesta romper cuando se trata de regular mi salud del sueño son:	<ul><li>quedarme despierto más tarde de lo que debería</li><li>acostarme más tarde de lo que debería</li><li>tomar cafeína cerca de la hora de acostarme</li></ul>	Mi respuesta:
Cuando se trata de dormir regularmente, lo que mejor se me da es:	<ul><li>acostarse siempre a la misma hora</li><li>dormir lo mismo todas las noches</li><li>seguir una rutina nocturna sólida</li></ul>	Mi respuesta:
Hay algunos factores fuera de mi control que perturban mi sueño, como por ejemplo:	<ul><li>ruidos exteriores, como tráfico o vecinos ruidosos</li><li>molestias luminosas debidas al trabajo por turnos irregulares</li><li>mascotas o niños que perturban</li></ul>	Mi respuesta:

	mi sueño	
Cuando hablo de mi nivel de estrés y de los mayores factores estresantes que me impiden dormir mejor, probablemente diría:	<ul><li>problemas económicos</li><li>estrés laboral</li><li>problemas familiares o de pareja</li></ul>	Mi respuesta:
Describiría mis hábitos alimentarios diciendo:	<ul><li>Como bastante sano y estoy satisfecho con mis elecciones alimentarias</li><li>Suelo comer sano, pero podría mejorar un poco</li><li>No como muy sano y podría mejorar en este aspecto</li></ul>	Mi respuesta:
Describiría mis hábitos de actividad física diciendo:	<ul><li>Hago ejercicio con frecuencia y constancia</li><li>Hago ejercicio ocasionalmente pero me vendría bien algo más de movimiento físico en mi rutina</li><li>Rara vez hago ejercicio o mucha actividad física</li></ul>	Mi respuesta:

Capítulo 2:

Rutina y ritmo - Cómo elaborar tu rutina de sueño

¿Te has preguntado alguna vez por qué dormimos durante la noche y estamos despiertos durante el día? ¿Sabes por qué algunos animales salen de noche y otros solo están activos de día? Los animales nocturnos que duermen durante el día y están despiertos por la noche tienen funciones naturales integradas en su biología que les ayudan a sobrevivir por la noche. Los humanos, en cambio, somos diurnos y dependemos de la luz solar para un rendimiento óptimo.

Debido a la luz artificial y a las agitadas exigencias de la vida cotidiana, los humanos dependen menos del ciclo natural del día, lo que puede contribuir a los problemas con el sueño. Dentro de todos nosotros, tenemos un ritmo circadiano que indica a nuestro cuerpo cuándo debe realizar funciones corporales vitales, como liberar hormonas y señales de hambre.

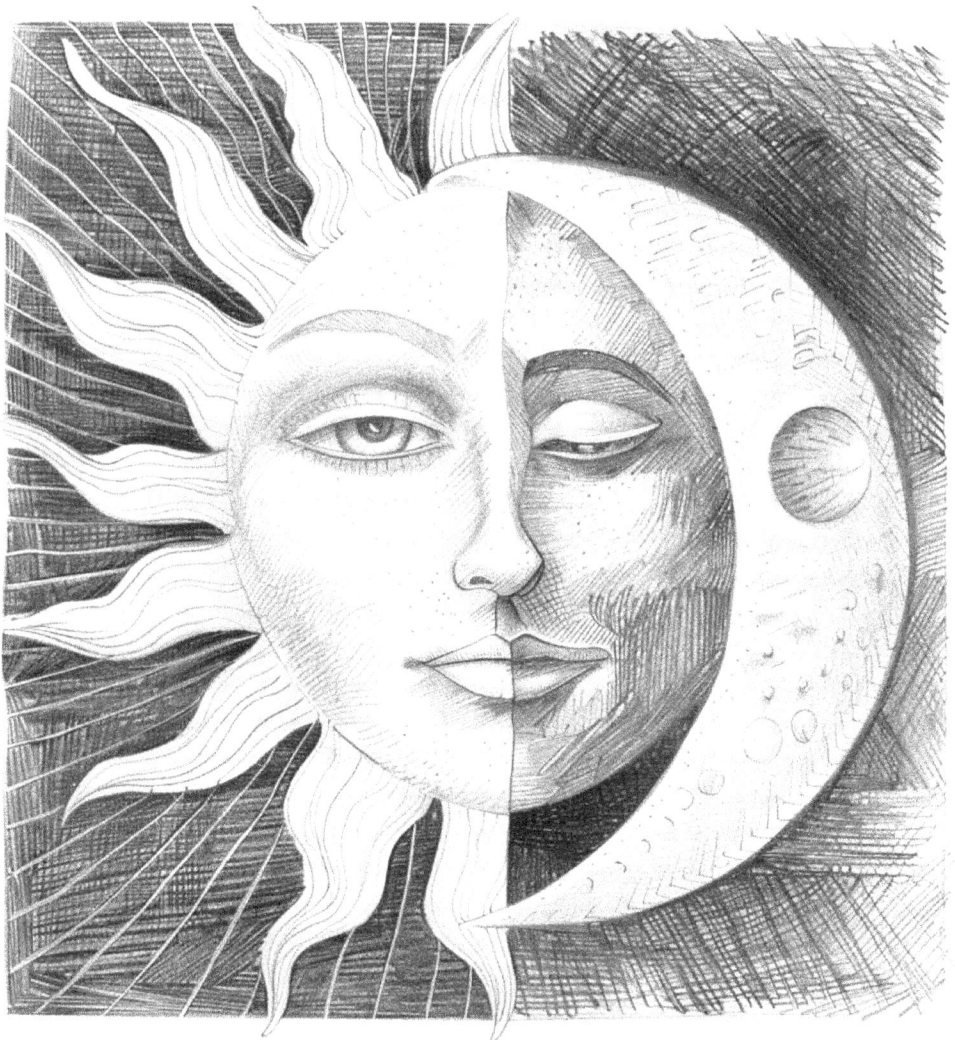

Comprender el ritmo circadiano

Para la mayoría de las especies que no están domesticadas, este ritmo circadiano depende del sol y de la luna. Ambos proporcionan señales luminosas, o la falta de ellas, que indican cuándo un animal debe despertarse y empezar el día. Los humanos, en cambio, a menudo dependemos de despertadores y otras perturbaciones para despertarnos del sueño. Pero eso no significa que no sigamos teniendo este cableado biológico dentro de nosotros.

¿Qué es el ritmo circadiano?

El ritmo circadiano es un ciclo de 24 horas (Bryan, 2024b). A lo largo del día, según cambie el sol, también lo hará tu somnolencia. Cuando brilla por la mañana, esto alerta a tu cerebro para que se sienta despierto. Cuando el sol se pone y llega la noche, le dice a tu cerebro que es hora de relajarse y acostarse. Esto es útil a nivel biológico por muchas razones. Ayuda a conservar la energía y a regular las funciones corporales, como la digestión. Nuestro metabolismo fluctúa a lo largo del día para asegurarnos de que no tenemos hambre constantemente, y por la noche, tu metabolismo se ralentiza para conservar la energía mientras duermes.

Éste es solo un ejemplo de los muchos procesos que ocurren en tu cuerpo cada noche. Tu cerebro tiene un reloj maestro biológico principal, el núcleo supraquiasmático (Bryan, 2024b). ¿Por qué es importante saberlo? Cuanto más regularmente se alinee tu ritmo cada día, más fácil será regular tu cuerpo, apoyando así las funciones energéticas y metabólicas normales. A lo largo del día nos encontramos con muchas perturbaciones, como el estrés o la alimentación, que pueden afectar a nuestro ritmo circadiano y contribuir a la sensación de somnolencia.

¿Cómo afecta la luz para dormir?

Como el sol es un significante tan vital para muchas funciones corporales, la luz puede perturbar tu sueño. ¿Te has preguntado alguna vez por qué la piel de los párpados es tan fina? Para que, incluso cuando cerramos los ojos por la noche en la oscuridad, podamos percibir las señales luminosas. Todos hemos estado en una habitación, profundamente dormidos, cuando alguien entra y enciende la luz. Aunque tengamos los ojos cerrados, esto sigue indicando al cerebro que ha aparecido la luz, induciendo así la vigilia.

Al dormir, es importante tener un entorno oscuro que ayude a recordar al cerebro que es hora de descansar. No siempre podemos seguir el ciclo exacto del sol: puede que trabajes hasta tarde por la noche, lo que te obliga a dormir más tarde por la mañana que cuando sale el sol. Incluso cuando no nos alineamos de forma natural con los cambios del día, podemos crear entornos que favorezcan un ritmo circadiano saludable creando los ambientes de luz adecuados. Los consejos para una iluminación adecuada se tratarán más adelante en el libro, pero por ahora es importante tocar el tema de hasta qué punto influye la luz en nuestra capacidad para dormir.

¿Qué hormonas intervienen en el sueño?

A lo largo del día, varios sistemas de nuestro interior trabajan duro para regular nuestro cuerpo mediante las hormonas. El sueño desempeña un papel importante en la regulación hormonal. Los seres humanos tenemos más de 50 hormonas responsables de mantener nuestra salud ("Hormonas", s.f.). Echemos un vistazo a algunas concretas:

- **Melatonina:** ¡La melatonina es una de las hormonas más importantes para el sueño, y de hecho controla más de 500 genes de tu cuerpo (Vinall, 2021)! Se libera primero cuando se percibe la oscuridad, por eso tenemos más sueño por la noche. También se libera durante el sueño, lo que te permite permanecer dormido.

- **Hormona del crecimiento humano:** Las hormonas del crecimiento se liberan a lo largo del día, pero alcanzan su máximo durante el sueño. Esto es esencial para regular tu metabolismo y es especialmente importante en el crecimiento de los niños ("Hormona del crecimiento humano", s.f.). Un estudio demostró que las personas con trastorno de estrés postraumático (TEPT) experimentaban alteraciones del sueño que afectaban a sus niveles de hormona del crecimiento (Hong, 2015). Esto demuestra el impacto que tiene la mente en el cuerpo, y cómo el estrés, el sueño y el metabolismo están interconectados.

- **Cortisol:** Aunque se la conoce como la hormona del estrés, el cortisol interviene en la regulación de la energía. El cortisol puede proporcionar a tu cuerpo una sensación de alerta, por eso se relaciona con el estrés. Cuando tu cuerpo percibe una amenaza, esto indica la liberación de cortisol, ayudándote a ser más consciente de tu entorno y a estar preparado para actuar. Sin embargo, también se libera a diario para ayudar a controlar tu estado de alerta. La liberación de cortisol disminuye por la noche y alcanza su punto máximo por la mañana (Stanborough, 2020).

Como puedes ver, las alteraciones del sueño pueden causar problemas en tus niveles de energía, hambre y estrés. Cuando las hormonas se alteran por la noche, eso repercutirá durante el día, y viceversa. Por ejemplo, si estás demasiado estresado durante el día, esto podría provocar una liberación excesiva de cortisol, lo que podría dificultarte conciliar el sueño.

¿Qué es la presión del sueño y la adenosina?

La adenosina es una sustancia química que regula el impulso del sueño (Bryan, 2023). Determina cómo se almacena o utiliza la energía en el cuerpo, y también ayuda en funciones básicas como la contracción muscular. Durante el día, la adenosina se acumula, al igual que nuestro deseo de ir a dormir. Cuando alcanzamos cierto nivel de adenosina en el cerebro, recibimos la señal de que es hora de ir a la cama. Luego, mientras dormimos, la adenosina se reduce, al igual que nuestra somnolencia. La adenosina y el ritmo circadiano trabajan juntos para mantener tu ciclo de sueño.

Esto nos ayuda a comprender la presión del sueño y nuestra capacidad para regular la energía a lo largo del día, y explica por qué nos sentimos más cansados a medida que avanza el día. Sin embargo, cuando se ignoran esas señales que nos dicen que nos vayamos a dormir, puede afectar al funcionamiento de nuestro cerebro. Por eso puede resultarte difícil concentrarte cuando trabajas o estudias a altas horas de la noche. Aunque luches contra el sueño, tu cuerpo se esfuerza por indicarte que es hora de descansar.

¿Por qué es importante seguir una rutina?

Debido a las fluctuaciones de luz en la Tierra, a las hormonas de nuestro cuerpo y al paso natural del tiempo, nuestro organismo depende de una rutina para ayudarnos a funcionar. Cuando tenemos horarios desregulados, esto altera la capacidad del cuerpo para funcionar.

Piensa en la última vez que aprendiste algo nuevo. Quizá se trataba de un nuevo trabajo, o tal vez de una afición. Las primeras veces que lo intentaste, probablemente tuviste que poner más energía en concentrarte y hacerlo todo bien. Comprobaste tres veces tu trabajo y leíste dos veces las instrucciones para asegurarte de que lo hacías todo correctamente. Cuanto más lo hacías, más fácil te resultaba completar las tareas.

En cierto sentido, el cuerpo depende de este mismo tipo de regulación. Cuando puede prepararse para todo durante el día y seguir las mismas pautas, es más fácil mantener el equilibrio hormonal y ayuda a tus sistemas corporales a funcionar como de costumbre. Cuando tu horario está desregulado o no duermes o te alimentas adecuadamente, tu cuerpo tiene que gastar energía extra para compensar estas deficiencias, a la vez que intenta mantener la regularidad.

Cuando esto ocurre, empieza a alterarse todo tu sistema hormonal, lo que desencadena estrés adicional o malos hábitos alimentarios. Puede que te resulte difícil concentrarte en el trabajo o que tengas intensos antojos de comida. Si faltas al trabajo o comes en exceso, puedes sentirte estresada por ello, lo que altera aún más tus hormonas. Puede que te sientas cansada, por lo que intentas dormir más, pero esto solo perturba tu sueño y provoca más estrés.

Dormir mal algunas noches no es el fin del mundo: el cuerpo es resistente y puede adaptarse. Sin embargo, cuando la irregularidad es la norma, se crea un ciclo de desequilibrio que contribuye a una mala salud.

¿Cuántas horas debo dormir?

Antes de crear una rutina de sueño perfecta, lo último que debes tener en cuenta es cuánto deberías dormir realmente. ¿Recuerdas los ciclos del sueño de los que hablamos en el último capítulo? Cada noche, el cuerpo necesita pasar por varias rondas de este ciclo, cada una de las cuales dura unos 90 minutos. Se recomienda dormir al menos cuatro y hasta seis ciclos por noche. Los adultos deben procurar dormir siete horas por la noche como mínimo, aunque hasta nueve también puede ser beneficioso.

El cuerpo de cada persona es distinto, así que solo tú puedes determinar cuánto sueño te conviene más. Empieza con ocho horas, y si ves que tienes una agenda muy apretada, mira a ver si puedes reducirlas a siete. Si ves que ocho no son suficientes, intenta dormir nueve y observa cómo te sientes según los distintos horarios.

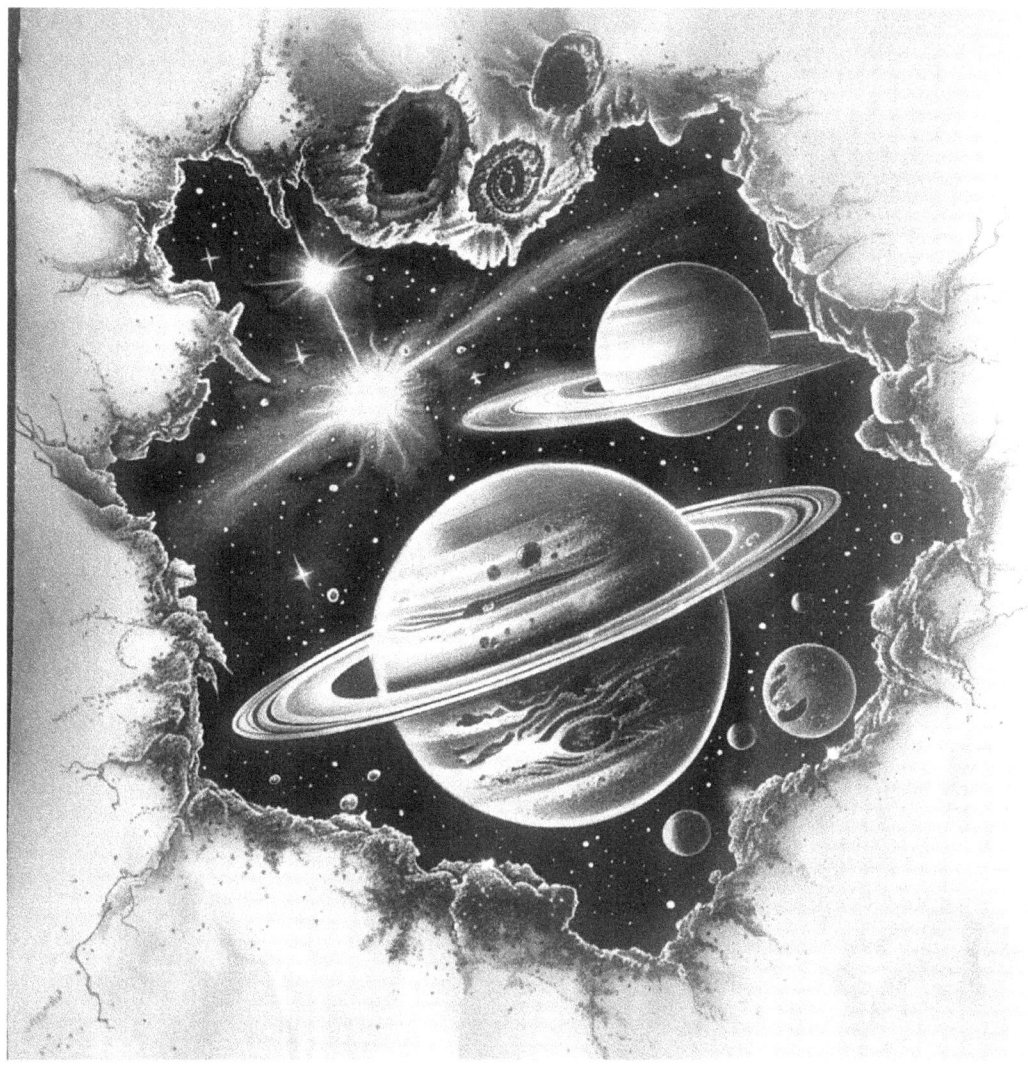

Crear una rutina de sueño

Crear una rutina de sueño sólida no consiste solo en acostarse y despertarse a la misma hora. Las cosas que hacemos a lo largo del día, antes de acostarnos y después de despertarnos pueden influir en nuestra calidad del sueño. Si permites que tus tareas, hábitos y exigencias diarias se ajusten a un horario estructurado, te resultará más fácil mantener una rutina que promueva la salud total.

Organizar tu día es una forma eficaz de reducir el estrés y la sensación de agobio. A continuación encontrarás una guía que te ayudará a comprender los elementos importantes de tu rutina, permitiéndote construir un horario que se ajuste a tus necesidades básicas.

Elemento de rutina	Consejos y orientación
Hora de despertarse	El momento en que te levantas por la mañana depende de tu horario. Una consideración importante a tener en cuenta es la inercia del sueño. Al despertar, a menudo nos sentimos cansados y atontados mientras nuestra mente se adapta. Este periodo puede durar tan solo 15 minutos o hasta una hora (Pacheco, 2024a). Tómate al menos una hora para prepararte por la mañana, para que no tengas que ponerte a trabajar de inmediato. Por ejemplo, si tienes que fichar a las 9 de la mañana, no esperes levantarte de la cama a las 8:30 y salir corriendo por la puerta. Dale tiempo a tu mente y a tu cuerpo para que se adapten, así como tiempo extra para hacer algunas de las cosas que se mencionan a continuación, y verás cómo te vuelves más productivo. Mantén una hora regular de levantarte cada mañana para ayudar a la regulación corporal y a la constancia.
Exposición a la luz matinal	Las investigaciones demuestran que la exposición a la luz natural durante el día ayuda a regular el reloj interno de nuestro cuerpo, favoreciendo un mejor sueño nocturno, e incluso podría tener efectos antidepresivos (Blume, 2019). Si te tomas el tiempo de exponerte a la luz natural por la mañana, favoreces la vigilia y le das a tu cuerpo una señal vital de que es hora de despertarse, y puede que te encuentres más alerta. En los meses de invierno, una caja de luz brillante puede ayudarte a despertarte y a controlar tu ritmo circadiano. Se trata de luces fabricadas específicamente para inducir el estado de alerta y tratar las afecciones del sueño. Dirige el haz de luz hacia ti durante las actividades matutinas para proporcionar un ligero impulso de energía y regular tu ritmo circadiano. Disfruta de tu café o té matutino al aire libre y deja que la luz del sol te dé en la cara. Abre las cortinas cuando te despiertes, y considera la posibilidad de dar un paseo matutino. Añadir un elemento de exposición a la luz natural a tu rutina diaria por la mañana puede tener muchos beneficios.
Actividad física matutina	Como ya se ha mencionado, el cortisol se libera por la mañana, proporcionándote una sensación de alerta. Esto te da un impulso de energía, perfecto para añadir algo de actividad física matutina. Esto puede ayudar a reducir el estrés y la ansiedad, y contribuir a la regulación hormonal. Además, ¡te sentirás realizado y confiado para afrontar el día después de completar un entrenamiento rápido por la mañana! Al final del capítulo, encontrarás tipos específicos de actividad física que puedes probar.

Ritual matutino	Puede ser útil introducir un ritual matutino que ayude a regular el estado de ánimo. Considera algo como escribir un diario, que te permite sacar tus pensamientos y reducir el estrés a primera hora de la mañana. Hacer un trabajo de respiración también puede ayudar a regular tu sistema para el resto del día. Más adelante en el libro se tratarán más consejos holísticos, pero es importante que consideres algunos de estos enfoques ahora para que puedas empezar a pensar en crear tu propio ritual matutino. Esto te dará algo que esperar y te ayudará a empezar el día de forma positiva. Si te das tiempo suficiente para despertarte y adaptarte cada mañana, puede que descubras que eres más productivo y eficiente, en lugar de salir corriendo a última hora para ir al trabajo.
Primera comida	Puesto que nuestro metabolismo depende tanto de las hormonas y del sueño, quizá te preguntes cuál es el mejor momento para hacer la primera comida. Según algunos expertos, es importante comer en la hora siguiente a despertarse ("Lo mejor", 2023). Esto puede proporcionar energía a tu cuerpo y poner en marcha tu metabolismo para una mejor digestión. Saltarse el desayuno puede provocar un hambre excesiva, que puede estresar al organismo. Sin embargo, esto puede variar según las personas, por lo que es mejor observar la respuesta de tu propio cuerpo.
Ingesta de cafeína	Limita la ingesta de cafeína a partir de cierto momento de tu horario, ya que puede interferir para conciliar el sueño más tarde. Según Matthew Walker, profesor de neurociencia y psicología de la Universidad de California, Berkeley, y fundador y director del Centro para la Ciencia del Sueño Humano, la vida media de la cafeína es de 12 horas (Walker, s.f.). Esto significa que 12 horas después del consumo de cafeína, ¡una cuarta parte de esa cafeína sigue circulando por el cuerpo! Aunque puedas seguir durmiéndote después de tu refresco de cola con la cena o tu café con el postre, podría alterar la cantidad de sueño profundo que eres capaz de conseguir. Si es posible, deja la cafeína 12 horas antes de acostarte, es decir, si quieres dormirte antes de las 11 de la noche, no tomes nada después de las 11 de la mañana. Cambia a bebidas sin cafeína y considera alternativas con menos cafeína para la mañana, como el té verde en lugar del café. Si notas que te da sueño a lo largo del día, considera la posibilidad de hidratarte más con agua o una fruta hidratante, como una manzana. Esto podría aumentar tu energía, ayudándote a terminar el trabajo para que puedas irte a dormir a una hora decente.
Última comida	Evita las comidas copiosas cerca de la hora de acostarte que puedan causar molestias o indigestión durante la noche. Ciertas posturas al dormir pueden causar acidez o problemas digestivos, provocando

malestar estomacal por la mañana o tener que levantarse para ir al baño en mitad de la noche. Para favorecer una mejor digestión, es mejor dormir sobre el lado izquierdo y con la cabeza elevada, y evitar dormir boca abajo (Chesak, 2023). La comida también proporciona energía a tu cuerpo, por lo que las comidas demasiado cerca de la cama podrían provocar un estado de alerta innecesario. Una buena regla a seguir es dejar de comer tres horas antes de acostarse (Peters, 2023).

Actividad física nocturna

Para los horarios de algunas personas, el mejor momento para hacer ejercicio puede ser más tarde por la noche. Sin embargo, si el ejercicio se realiza demasiado tarde o cerca de la hora de acostarse, puede afectar al sueño debido al aumento de los niveles de adrenalina. La adrenalina, como el cortisol, ayuda a mantener el cuerpo alerta, lo que es necesario para hacer ejercicio.

Cuando hagas ejercicio por la noche, elige algo menos agotador, como estiramientos. Sin embargo, incluso durante el ejercicio más ligero, aumenta la sensibilidad a la insulina (Everett, 2013). La sensibilidad a la insulina se refiere a la capacidad del cuerpo para gestionar el azúcar en sangre, un elemento importante de la salud del sueño. Cuando los músculos consumen azúcar en sangre durante las contracciones inducidas por el ejercicio, se controla la glucosa. Esto es importante, ya que las investigaciones demuestran que unos niveles más altos de azúcar en sangre se correlacionan con una peor calidad del sueño (Pacheco, 2023).

Además, se ha demostrado que el ejercicio menos intenso que no aumenta la adrenalina mejora la calidad del sueño y refuerza "la respuesta de relajación" (DiNardo, 2020).

Última hidratación

Limita la ingesta de líquidos cerca de la hora de acostarte si la micción nocturna te interrumpe el sueño. El cuerpo puede procesar los líquidos en tan solo cinco minutos (Tinsley, 2023); sin embargo, puede tardar más dependiendo de la cantidad y de otros factores. Evita beber cantidades excesivas de agua una hora antes de acostarte, bebiendo solo pequeños sorbos para frenar la sed hasta entonces.

Luz azul

Como ya se ha dicho, la luz puede alterar drásticamente tu sueño. Por este motivo, evita las pantallas al menos una hora antes de acostarte para limitar la exposición a la luz azul. La luz azul es la luz emitida por aparatos electrónicos como teléfonos, tabletas y pantallas de televisión. Esta luz simula la luz solar, lo que hace que nuestro cuerpo se sienta más alerta y, de paso, influye en nuestro ritmo circadiano y en nuestras hormonas. Es esencial reducir el uso del teléfono antes de acostarse para evitar que el núcleo supraquiasmático libere cortisol debido a la "luz de longitud de onda azul de los dispositivos basados en LED" (Rosen,

2015). Además, la luz azul bloquea la liberación de melatonina (Salamon, 2022).

Si tienes que utilizar una pantalla, por ejemplo para trabajar por turnos cerca de la noche, considera la posibilidad de utilizar un bloqueador de luz azul en el ordenador que se active automáticamente, como f.lux. Esto también es bueno, ya que puede recordarte que es hora de apagar pronto la pantalla. Si utilizas el teléfono, aprovecha el modo nocturno para cambiar la pantalla. Evita utilizar el móvil demasiado cerca de la hora de acostarte, y mantenlo alejado del lugar donde duermes para evitar tentaciones. En su lugar, considera la posibilidad de leer o hacer una manualidad que no te presione, como tejer, para mantener la mente ocupada mientras tu cuerpo se prepara para dormir.

Momento de relajarse	Al igual que crear un ritual matutino, también es importante plantearse introducir una rutina nocturna que te ayude a relajarte antes de acostarte. Considera algo como escuchar un audiolibro o un podcast que no sea demasiado emocionante. Además, utiliza un temporizador automático para detenerte al cabo de 15 minutos más o menos. Es el tiempo suficiente para escuchar algo y dejar de pensar en exceso, pero tampoco es demasiado emocionante como para mantenerte despierto hasta el siguiente capítulo. Considera la ficción, ya que el contenido puede ser más "poco arriesgado" y evita entrar en el modo de pensar o resolver problemas de la no ficción. Es importante tener un ritual para terminar el día, de modo que tu mente no esté ocupada pensando en los estresores de ayer y los temores de mañana.
Reducir el estrés nocturno	Hagas lo que hagas, asegúrate de planificarlo con antelación para que no se te ocurra algo más tarde por la noche que te obligue a quedarte despierto otro par de horas para completar la tarea. Utiliza la visualización positiva sobre el día siguiente para prepararte para el éxito. Si piensas para ti mismo: *"Realmente no puedo hacer todo el trabajo que tengo que hacer mañana; es tan abrumador"*, esto provoca estrés por la noche, perturbando tu sueño y dificultando tu trabajo al día siguiente. Si, en cambio, dices: *¡Yo me encargo! Mañana puede que esté ocupado, pero sé que lo haré todo,* puede ayudar a inducir una mentalidad más positiva y edificante. La visualización positiva hará que dejes de pensar demasiado y te sientas más motivado al día siguiente. Reduce el estrés de forma holística mediante técnicas como la respiración, la escritura de un diario y los baños calientes antes de acostarte (para más detalles, consulta el Capítulo 5). Intenta escuchar música relajante o sonidos de la naturaleza antes de acostarte como parte de tu rutina de relajación. En lugar de potenciar el cortisol, facilita un entorno que regule tus hormonas antes de acostarte, induciendo así un sueño más profundo.

Hora de dormir	Al igual que cuando te despiertas, elige una hora a la que puedas conciliar el sueño todas las noches. Asegúrate de que tu rutina nocturna empieza antes de la hora real a la que quieres dormirte. Por ejemplo, quizá tengas que despertarte a las 7 de la mañana para tener tiempo de hacer ejercicio, preparar el desayuno y prepararte para ir a trabajar. Esto significaría que tendrías que estar dormido como muy tarde a las 12 de la mañana. En esta situación, querrías estar en la cama, bajo las sábanas y listo para dormirte a las 23.40 h, ya que se tarda entre 15 y 20 minutos en conciliar el sueño (Rausch-Phung & Rehman, 2023). Intenta darte una hora para conciliar el sueño, porque si consigues dormirte en solo 10 minutos, te darás aún más tiempo para dormir.

Intenta mantener un horario de sueño constante, incluso los fines de semana. A menudo se piensa que los fines de semana son oportunidades para recuperar horas de sueño, pero si mantienes una rutina de sueño saludable a lo largo de la semana, ¡no necesitarás recuperarlas! Utiliza el tiempo extra de la mañana para ponerte al día con tus pasiones y proyectos personales, y relájate más en lugar de pasar las mañanas durmiendo hasta tarde. Programa una siesta los fines de semana, mientras vas descubriendo la regularidad de tu horario de sueño, si necesitas ponerte al día. Para más consejos sobre la siesta, ¡consulta el Capítulo 5!

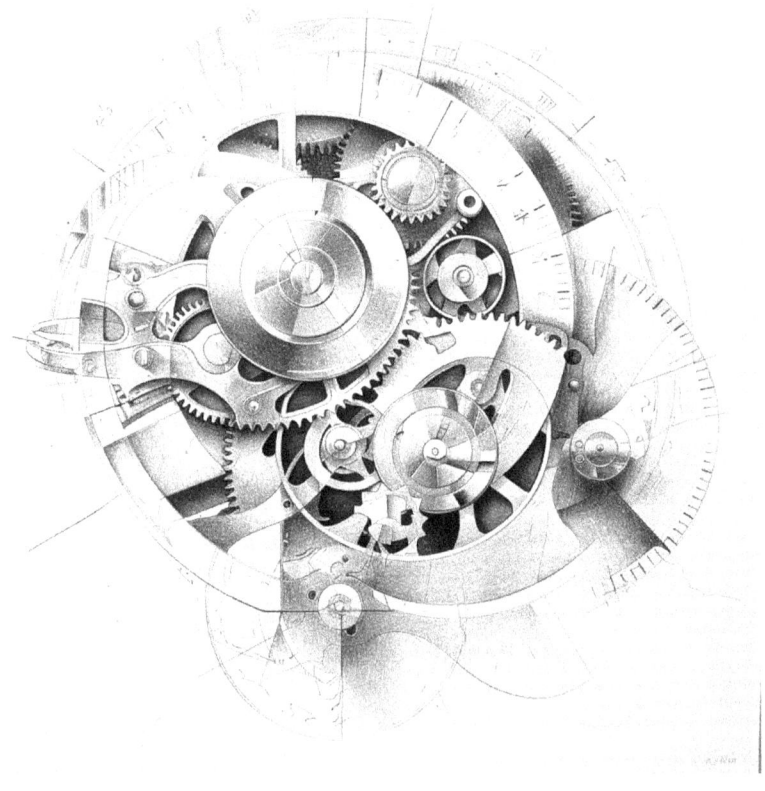

Tu plantilla de rutina

Ahora que te has tomado el tiempo necesario para comprender los elementos de tu rutina, puedes elaborar tu propio horario de sueño ideal. A continuación tienes una plantilla vacía que puedes utilizar para asegurarte de que tienes el día perfecto para facilitar un sueño saludable.

La primera columna incluye el elemento de rutina del que hemos hablado. La columna del medio es para que escribas la hora a la que piensas hacerlo, lo que te ayudará a planificarte. Luego, la última columna es un espacio para que incluyas cualquier tarea pendiente o nota. Por ejemplo, para la hora de levantarte, puedes escribir que vas a ducharte o a sacar al perro a primera hora. En la casilla de la cafeína, puedes escribir un recordatorio para tomar un té de hierbas o llenar la botella de agua para hidratarte. Puedes copiar esta plantilla y utilizarla a diario para anotar las comidas y otros recordatorios importantes para mantener la constancia diaria.

Elemento de rutina	Hora	Tareas o Notas
Hora de despertarse	__:__	
Exposición a la luz matinal	__:__	
Actividad física matutina	__:__	
Ritual matutino	__:__	
Primera comida	__:__	

Ingesta de cafeína   __:__

Última comida   __:__

Actividad física nocturna   __:__

Última hidratación   __:__

Luz azul   __:__

Momento de relajarse   __:__

Reducir el estrés nocturno   __:__

Hora de dormir   __:__

Ponte en acción durante el día

Hay muchas cosas que puedes hacer durante el día para dormir mejor por la noche. A continuación te ofrecemos algunas herramientas y consejos adicionales que te ayudarán a aprovechar al máximo tu rutina diaria.

Plantilla de seguimiento del sueño y la alimentación

Para identificar los problemas que pueden estar afectando a la calidad de tu sueño, utilizar una plantilla de seguimiento del sueño y la alimentación puede descubrir patrones para que puedas solucionar los problemas. A continuación se muestra una plantilla que realiza un seguimiento de cómo te sientes a lo largo del día, permitiéndote establecer correlaciones entre hábitos y salud.

Fecha:_____	Periodo de tiempo	Sentimientos (Físicos)	Sentimientos (Emocionales)
Cuando me desperté			
Cuánto tardé en despertarme			
Qué comí y bebí en el desayuno			

Factores estresantes de la mañana

Lo que comí y bebí en la comida

Factores estresantes de la tarde

Qué comí y bebí en la cena

Factores de estrés nocturnos

Cuánto tardé en dormirme

A qué hora me dormí

Guía de actividad física

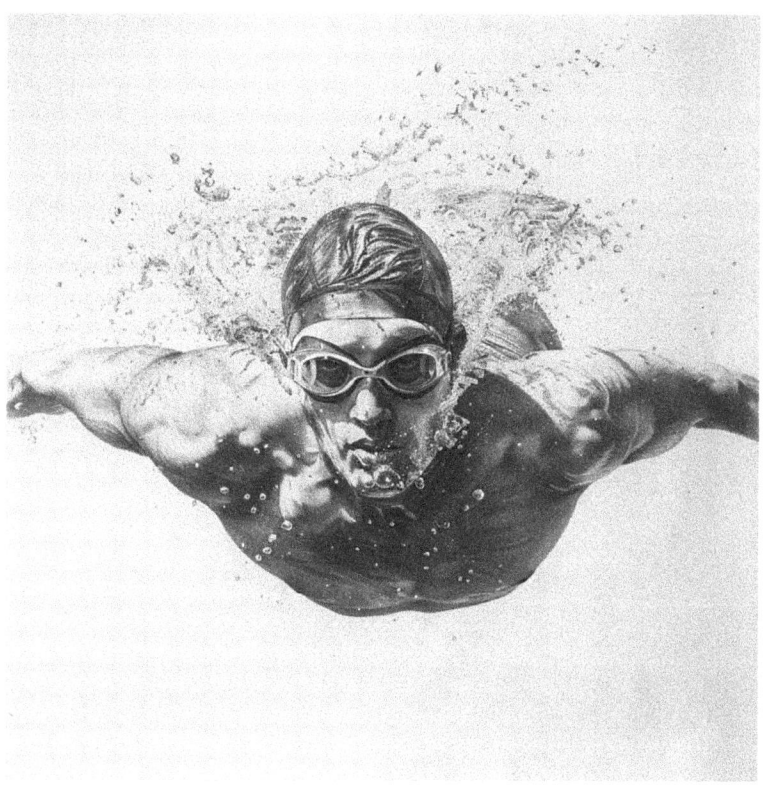

Los distintos tipos de ejercicio pueden tener un impacto diferente en el cuerpo. A continuación se indican algunos ejercicios que debes tener en cuenta en función del momento en que deberían realizarse idealmente. El impacto que tienen, su intensidad y la energía que requieren difieren según los ejercicios, ¡así que incorpóralos a tu día en el momento adecuado para obtener los mejores resultados!

Para los ejercicios matutinos

- caminar/correr
- natación
- pilates

Para los ejercicios nocturnos

- yoga (movimientos de bajo impacto)
- caminar (ritmo lento)
- ejercicios de resistencia (sin pesas)

- entrenamiento de fuerza
- relajación muscular progresiva

Hacer ejercicio por la mañana es una forma estupenda de hacer que la sangre bombee y poner en marcha tu energía para el día. ¡Elige ejercicios que te hagan sentir alerta y preparado para afrontar el día!

Lo importante que debes recordar sobre el ejercicio nocturno es que debe ser lento e intuitivo. Céntrate en la respiración y la relajación y libérate de los estiramientos y movimientos en lugar de forzarte demasiado.

Capítulo 3:

Permanecer Dormido - Gestionar lo que te mantiene despierto

Una vez que tengas la rutina perfecta y estés dando los pasos adecuados para descansar antes de acostarte, es importante averiguar qué alimentos, hábitos y otras cosas de tu vida te mantienen despierto durante la noche.

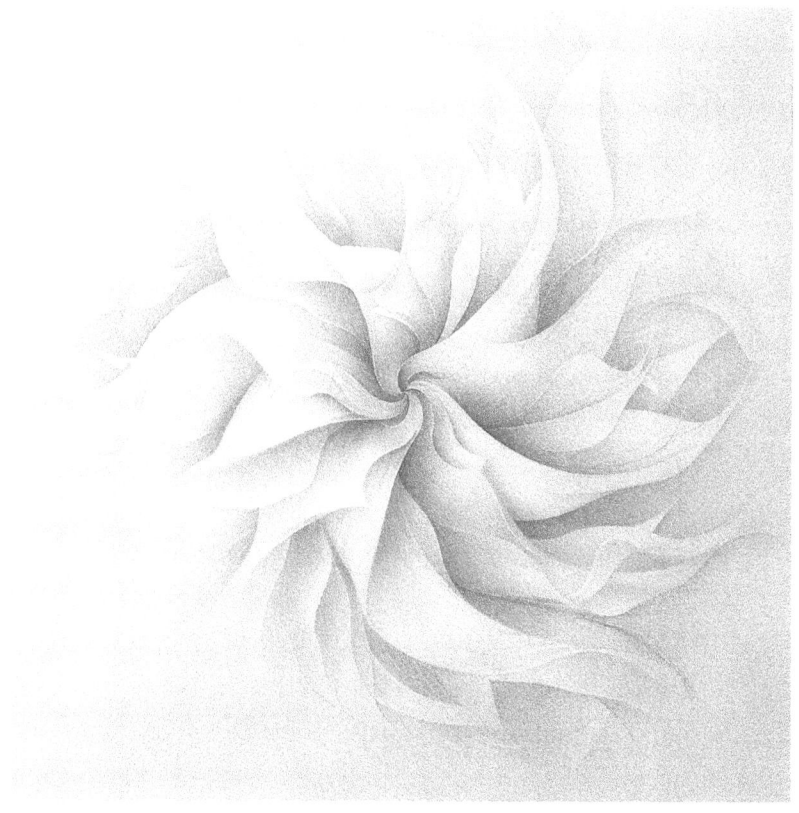

Sueño Saludable

Conocer la ciencia que hay detrás del sueño es una base importante para conseguir un descanso más profundo, pero más allá de esto, es una buena idea fijarse en algunos de los aspectos más prácticos de la vida diaria que pueden impedir tu sueño.

¿Cómo influye mi dieta en el sueño?

Todo lo que introducimos en nuestro cuerpo pasa por nuestro sistema digestivo, que trabaja duro para filtrar las distintas cosas que le proporcionamos. Por ello, todo lo que consumimos puede repercutir en el organismo. Las vitaminas y minerales que aportamos, o dejamos de aportar, son responsables de nutrirnos de dentro a fuera. Además, lo que comemos repercute en nuestra salud a lo largo del día. Si no estás proporcionando a tu cuerpo suficientes nutrientes, puedes tener otros síntomas que repercutan en tus hormonas.

No siempre existe una correlación clara entre lo que consumimos y cómo dormimos (por ejemplo, la cafeína puede inducir un estado de alerta más rápido). Por tanto, es importante considerar cómo las cosas que metemos en nuestro cuerpo pueden estar contribuyendo a diversos aspectos de nuestra salud.

¿Qué alimentos son los peores para dormir?

Aunque es importante no demonizar ciertos alimentos, es igualmente crucial considerar cómo nuestra dieta puede estar causando patrones de sueño negativos. Los alimentos picantes, grasos y azucarados son los peores para el sueño, así como cualquier cosa con cafeína. Como ya se ha dicho, es importante dejar la cafeína a partir de cierto punto para reducir la vigilia cerca de la cama.

Los alimentos azucarados y grasos también pueden provocar picos de energía debido al aumento del azúcar en sangre. Si te das un capricho, intenta hacer algunos estiramientos ligeros para gastar parte de ese azúcar en sangre e inducir la somnolencia. Los alimentos picantes o las comidas copiosas también pueden alterar tu digestión debido a la indigestión o la acidez estomacal, así que limítalos también antes de acostarte.

¿Qué alimentos son los mejores para dormir mejor?

Los alimentos mejores para dormir tienen algunos componentes que inducen una mejor regulación de la energía y la vigilia, como por ejemplo

- **Magnesio:** Se ha descubierto que un aumento de magnesio ayuda a conciliar el sueño (Wilson, 2018). Elige alimentos como verduras de hoja verde. Para saber más sobre el magnesio, consulta el apéndice para leer más.

- **Melatonina:** Los alimentos ricos en melatonina ayudan a conciliar el sueño. Los pistachos contienen melatonina, lo que los convierte en un útil tentempié nocturno.

- **Triptófano:** El triptófano es bueno para regular tu estado de ánimo y ayuda a la producción de serotonina y melatonina en el organismo, ambas hormonas esenciales para la gestión del sueño (Summer, 2024a). Las carnes magras, como el pollo, el pavo y el pescado, tienen un alto contenido en triptófano. Consulta la tabla del final de este capítulo para descubrir más alimentos que favorecen el sueño.

- **Hidratos de carbono:** Los alimentos ricos en hidratos de carbono pueden aumentar "la captación de triptófano por el cerebro (Benton, 2022)". Solo tienes que asegurarte de que sean hidratos de carbono con un índice glucémico de bajo a medio para evitar picos y bajadas de azúcar en sangre. Para saber más sobre la glucemia y la salud cerebral, consulta el apéndice para leer más.

Éstos son solo algunos elementos que hay que tener en cuenta al elegir los tentempiés o las comidas cerca de la cama. A continuación encontrarás un cuadro más detallado de los alimentos que debes comer y los que debes evitar.

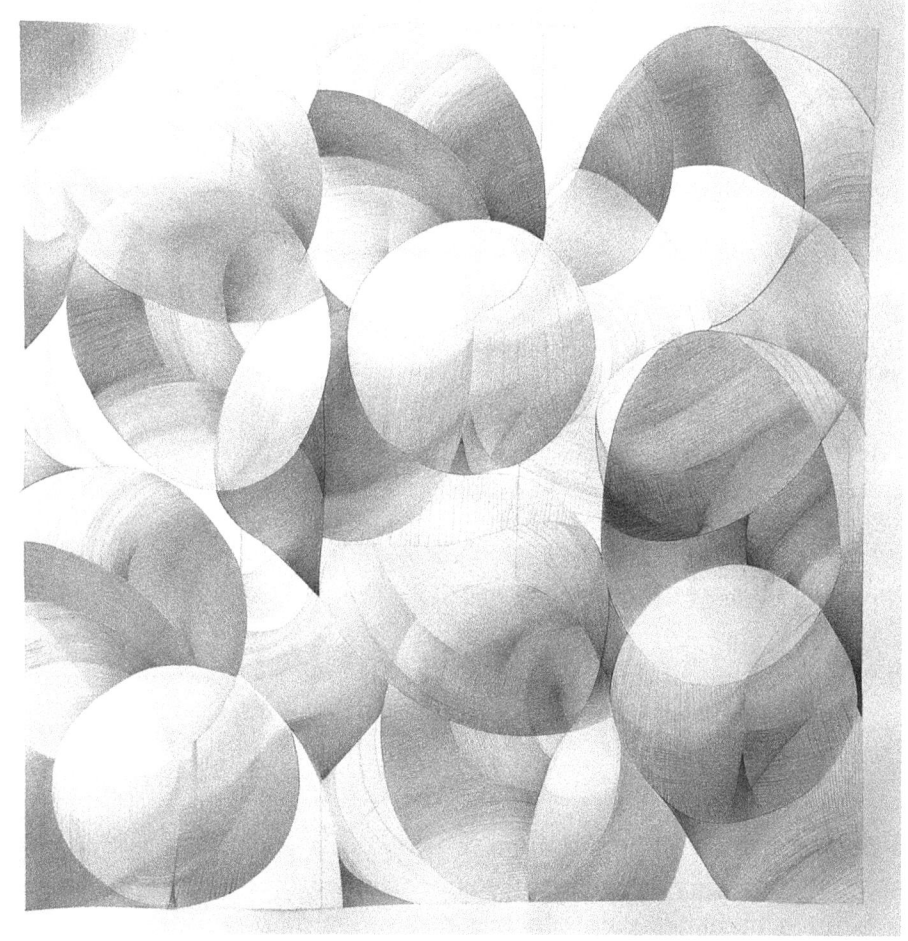

¿Por qué es tan difícil despertarse por la mañana?

Los problemas para despertarse por la mañana pueden estropear tu rutina, así que quizá te preguntes por qué te cuesta tanto despertarte y salir de la cama. Dormir de más es fácil para algunos, ¡y el botón de repetición de las alarmas lo hace aún más fácil! En primer lugar, es importante determinar si cada noche tienes un sueño profundo y reparador. Si no es así, puede que tu cuerpo necesite dormir más, lo que dificultará que te levantes por la mañana.

A continuación, considera si hay algún hábito que te dificulte levantarte de la cama, como trasnochar demasiado con dispositivos electrónicos. Por ejemplo, si te encuentras utilizando las redes sociales mientras estás en la cama, puedes descubrir que intentas dormir más tarde para recuperar el tiempo perdido por la noche. Además, si tienes un horario que te obliga a empezar a trabajar enseguida, puede ser difícil para tu mente cansada y vulnerable encontrar la motivación para empezar, por lo que dormir hasta más tarde es una forma de procrastinación.

Aparte de los hábitos, puede haber algo físico en tu cuerpo, como un equilibrio hormonal o un tipo de alimentación que te impida tener un sueño reparador. No siempre se trata de lo que hacemos por la mañana, sino de lo que ocurre por la noche, que puede dificultar que nos levantemos de la cama.

¿Qué causa el insomnio?

A veces, las mayores perturbaciones son los trastornos del sueño, como el insomnio. El insomnio puede estar causado por muchas cosas diferentes, como (Suni, 2024c):

- excitación fisiológica en momentos no deseados
- antecedentes familiares
- edad y sexo
- trastornos mentales
- aumento del cortisol

El insomnio se caracteriza por ("Insomnio", s.f.):

- dificultad para conciliar el sueño
- dificultad para permanecer dormido
- somnolencia diurna

Un método útil para controlar el insomnio es el uso de la terapia cognitivo-conductual (TCC). La TCC hace hincapié en cómo se correlacionan los pensamientos y el comportamiento, centrándose en reestructurar los hábitos mentales para obtener resultados más favorables. Este enfoque basado en pruebas tiene por objeto reducir los pensamientos perturbadores e inducir una mayor atención. Algunas técnicas basadas en la TCC para ayudar con el insomnio son:

- meditación
- ejercicios de respiración
- relajación muscular progresiva

Puedes encontrar más información sobre cómo iniciar estas prácticas en el apéndice. Si tras la aplicación de estas prácticas no empiezas a observar mejoras en el insomnio y la salud del sueño, es importante que acudas a un profesional para descartar posibles afecciones subyacentes que induzcan al insomnio (Newsom, 2024b).

Solución de problemas para las alteraciones del sueño

Recuerda que lo que importa no es solo la cantidad y la calidad de tu sueño, sino conseguir ciclos de sueño profundo sin interrupciones. A continuación te ofrecemos algunos consejos para superar los mayores trastornos del sueño a los que puedes enfrentarte.

Salud del sueño y otros

No siempre es lo que ocurre en tu cuerpo lo que afecta a tu sueño, sino los factores perturbadores que te rodean, como los niños y las mascotas. Utiliza estos consejos para hacer frente a las cosas que pueden mantenerte despierto por la noche.

Mascotas
- Las mascotas funcionan con ritmos circadianos distintos a los humanos, sobre todo los felinos, ya que son crepusculares y más activos al amanecer y al anochecer ("Gato", s.f.). Por este motivo, haz lo posible por evitar que tu mascota esté en la habitación contigo.
- Al principio, puede ser difícil, ya que puede que te guste dormirte con ellos cerca, o puede que te echen de menos por la noche y causen interrupciones arañando o lloriqueando en la puerta.
- Para facilitar la transición, asegúrate de que realizan suficiente actividad física durante el día, jugando con ellos o llevándolos de paseo. Esto puede contribuir a que duerman mejor por la noche.
- Si no puedes separarles de su entorno de sueño, anímales al menos a dormir en el suelo y no en tu cama, para que no te despiertes por su movimiento a lo largo de la noche.

Niños
- Los niños necesitan rutinas sólidas para un desarrollo adecuado. Si tu hijo te despierta a lo largo de la noche, es importante que practiques el establecimiento de rutinas más fuertes a la hora de acostarse que coincidan con las tuyas para animarle a permanecer dormido si duermes con él. Si estás en transición o quieres evitar el colecho, establecer rituales fuertes a la hora de dormir puede ayudarte.
- Utiliza los mismos consejos a lo largo del libro para ayudar a tu hijo a dormir mejor que los que utilizas para ti, como los factores ambientales

para su dormitorio en el próximo Capítulo 4.

- Al igual que haces con tus mascotas, asegúrate de que tus hijos realizan suficiente actividad física a lo largo del día para favorecer que duerman más durante la noche, y elige alimentos ricos en nutrientes en lugar de dulces azucarados para evitar picos de energía.

- La práctica y la paciencia son fundamentales a medida que estableces una rutina. Puede llevar algún tiempo adaptarse completamente, pero con límites y rituales importantes, tu hijo encontrará un patrón de sueño saludable.

Parejas inquietos o que roncan

- Las parejas que dan vueltas en la cama por la noche pueden molestar a las personas con las que comparten la cama, sobre todo si la otra persona tiene el sueño ligero. Utiliza los consejos del libro con tu pareja para que pueda encontrar ayuda igual que tú.

- Invítale a dar un paseo nocturno contigo, o pasa un rato antes de acostarte descomprimiéndote con él y hablando de tus pensamientos y sentimientos. Puede que descubras que están inquietos por la noche por motivos emocionales, así que compartir sus sentimientos es una forma estupenda de conectar entre ustedes y trabajar para superar las perturbaciones.

- Si siguen perturbando su sueño, puede ser el momento de animarles a buscar ayuda profesional. Un estudio del sueño podría solucionar los problemas que les mantienen despiertos toda la noche.

- Cuando todo lo demás falle, considera la posibilidad de separar las camas. Puedes utilizar dos camas gemelas juntas, o una habitación separada si tu pareja tiene problemas de ronquidos. Los ronquidos pueden ser a menudo un signo de que ocurre algo más, como la apnea del sueño, así que si los ronquidos son tan molestos, anímales a que busquen evaluaciones profesionales para descartar afecciones subyacentes. Si no quieres utilizar camas separadas, al menos usar sábanas y mantas separadas encima de la cama puede ayudar a evitar las molestias.

Horarios diferentes

- Si tu pareja y tú tienen horarios diferentes, como por ejemplo si uno trabaja por la noche y el otro por la mañana, esto puede perturbar las rutinas de sueño de ambos.

- Para empezar, prepara la ropa la noche anterior para que uno de los dos no moleste al otro rebuscando en cajones y armarios. Ten preparadas las comidas y todo listo antes de la hora de dormir para que ningún miembro de la pareja se despierte por otros ruidos de la casa.

- Utiliza antifaces para dormir y máquinas de ruido para ahogar el sonido y la luz que el otro miembro de la pareja pueda tener que utilizar al prepararse por la mañana.

- Utiliza una luz nocturna o una bombilla regulable para mantener los cuartos de baño y los pasillos fuera del dormitorio más suavemente iluminados para reducir las molestias.

Recordatorios sobre el estrés

Las alteraciones ocasionales del sueño pueden no tener causas subyacentes graves y ser simplemente temporales. Evita preocuparte demasiado por despertarte en mitad de la noche si ocurre de vez en cuando, o durante las fases iniciales, mientras aún estás trabajando en tu sueño. Cuando te encuentres despertándote en mitad de la noche, ¡deja de sentir pánico! Eso solo alertará más a tu cerebro provocándole un estrés innecesario. Todo el mundo tiene una noche inquieta de vez en cuando; no dejes que una mala noche te provoque ansiedad por no dormir bien en el futuro.

A continuación encontrarás algunos consejos que te ayudarán a reducir el estrés y la preocupación por las alteraciones del sueño:

- Evita mirar el reloj, ya que puede aumentar los niveles de estrés al intentar conciliar el sueño. Si se suponía que tenías que estar dormido a las 10 de la noche y se acerca la medianoche, ¡no pasa nada! Puedes tener una noche de sueño escaso, pero no dejes que esto altere todo tu horario.

- Si te despiertas en mitad de la noche, resiste el impulso de mirar el teléfono. La luz puede estimular la vigilia. Aunque quieras consultar las redes sociales para distraerte del estrés, lo más probable es que solo lo empeore y retrase tu capacidad de conciliar el sueño.

- No te quedes despierto en la cama si no puedes conciliar el sueño en 20 minutos. Levántate y haz algo relajante hasta que vuelvas a sentir sueño. Quedarte tumbado y presa del pánico puede inducirte más preocupación, por lo que salir de la cama y distraerte con algo (que no sea el teléfono) puede ayudarte. Piensa en algo productivo y ligero, como doblar una colada o preparar tu ropa para el día siguiente.

- Utiliza la visualización positiva y las afirmaciones para ayudarte a detener la preocupación y prepararte para el día siguiente. Los pequeños momentos de reafirmación inducirán la relajación y la concentración para que puedas superar tus pensamientos de pánico. Los recordatorios positivos pueden incluir frases como

- Estoy bien, y me sentiré bien mañana.

- No pasa nada por no dormir un poco. Estoy nerviosa por lo de mañana, pero estaré bien al final del día.

- Ahora mismo no necesito concentrarme en nada más que en relajarme.

- Mi mente está divagando, pero eso es normal a estas horas de la noche. Pronto se me pasará la ansiedad.

• No cambies tu horario por una noche inquieta. Sigue por el buen camino y recuérdate que pronto todo irá bien. Es mejor tener una noche inquieta y superarla rápidamente que alterar toda la semana intentando compensar una noche de sueño perdido.

Estimulantes comunes

Los mayores estimulantes que pueden mantenerte despierto por la noche son el alcohol, la cafeína y la nicotina.

Alcohol	Cafeína	Nicotina
El alcohol puede hacerte sentir somnoliento al principio, pero puede alterar tu sueño más tarde por la noche. Cuanto más bebas, más probabilidades tendrás de notar alteraciones del sueño. Limita el consumo de alcohol al menos tres horas antes de acostarte (Bryan, 2024c).	La cafeína puede enmascarar la somnolencia y proporcionar una sensación de alerta, pero en realidad lo único que hace es bloquear la adenosina (Pacheco, 2024b). Es mejor evitar la cafeína al menos 8 horas antes de acostarse, pero preferiblemente 12.	Fumar, mascar y vaporizar tabaco son formas perjudiciales de consumo de nicotina que tienen innumerables repercusiones negativas para la salud, y una de ellas es la falta de sueño. Los fumadores tienen un 50% más de probabilidades de sufrir trastornos del sueño (Newsom, 2023). Evita por completo el consumo de nicotina, pero especialmente cuatro horas antes de acostarte.

Guía de alimentos para conciliar el sueño

Comer	Beneficios para dormir
Manzanilla	- Esta hierba es conocida por tener propiedades tranquilizantes suaves, así como por reducir las hormonas inductoras del estrés (Gupta, 2010). - Bebe té de manzanilla antes de acostarte para sentir los beneficios de este poderoso remedio natural (solo asegúrate de beber a sorbos pequeñas cantidades antes por la noche para evitar despertarte a orinar durante toda la noche).
Kiwi	- Los estudios demuestran que el consumo de kiwi puede ayudar a inducir un sueño de mejor calidad (Suni, 2024b). - Come kiwi una hora antes de acostarte para emplear las propiedades antioxidantes de esta fruta peluda.
Proteína magra	- Muchos tipos de proteínas magras incluyen triptófano, que es importante para crear serotonina y melatonina en el cerebro (Sheikh, 2023). - Elige proteínas de origen vegetal, como las legumbres o el tofu, para tu última comida del día.
Frutos secos/Semillas	- Muchos frutos secos y semillas son ricos en magnesio, útil para inducir el sueño y regular las funciones cognitivas a lo largo del día. - Elige frutos secos como almendras, nueces y pistachos (Suni, 2024b).
Verduras de hoja verde	- Muchas verduras de hoja verde son ricas en magnesio, como la col rizada y las espinacas. - También contienen calcio, que ayuda a reducir el estrés y a estabilizar el cerebro ("Alimentos", 2020).

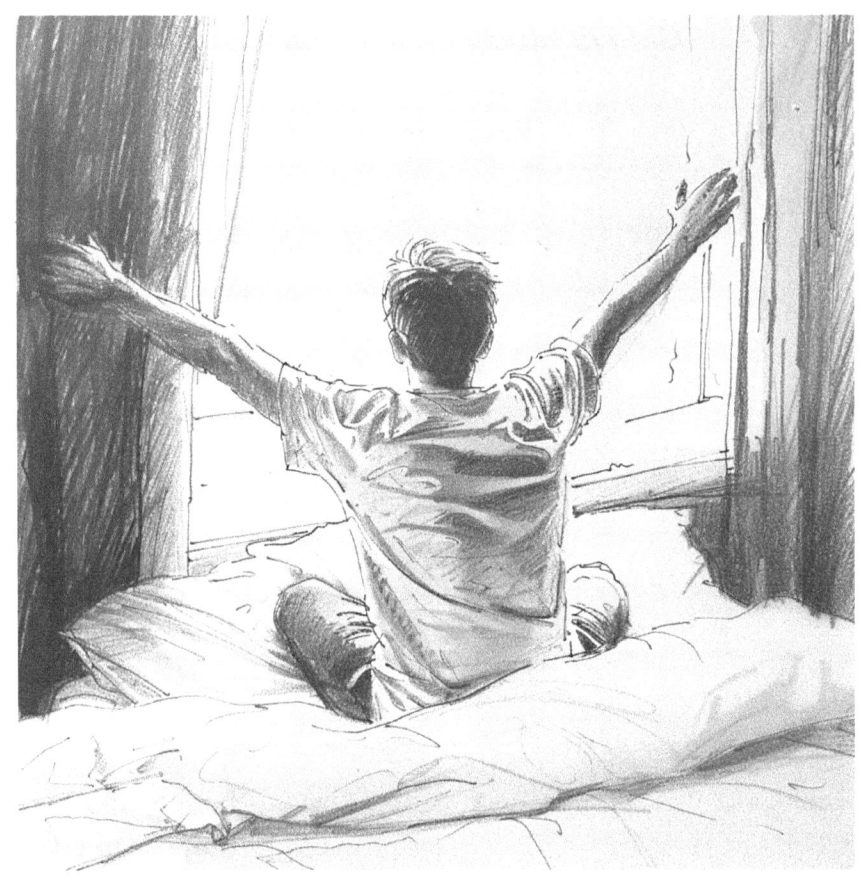

Levántate y mantente despierto

No todo el mundo es madrugador. De hecho, algunas investigaciones sugieren que tan solo un 15% de las personas son "alondras matutinas" (Martin, 2023). Sin embargo, ¡no te preocupes! Hay cosas que puedes hacer para que te resulte más fácil levantarte por la mañana descansado y preparado para el día que tienes por delante. Esto incluye cosas como

1. **Haz que tu despertador sea inaccesible,** de modo que tengas que levantarte para apagarlo. Si utilizas el teléfono, enchúfalo a un cargador al otro lado de la habitación. Mejor aún, ponlo en el cuarto de baño si tienes uno conectado a tu dormitorio, pero mantén la puerta abierta para asegurarte de que lo oyes. Esto dará a tu cerebro un poco más de tiempo para adaptarse al despertar, induciendo potencialmente un pensamiento más lógico que evitará que vuelvas a arrastrarte a la cama.

2. **Ten un buen comienzo del día** preparando la ropa y un delicioso desayuno o café (bajo en azúcar). Cuando reduces la cantidad de trabajo que tienes que hacer *y* creas algo que te hace ilusión, puedes empezar el día con una nota positiva.

3. **Empieza con movimiento físico.** Prepárate los zapatos la noche anterior para esperar con ilusión tu paseo matutino. Ten una toalla caliente o un albornoz cómodo esperándote después del entrenamiento para que puedas disfrutar de una ducha caliente.

4. **Haz algo que te guste** antes de sumergirte en el trabajo o las tareas escolares del día, como leer una novela, escribir en un diario o hacer algo artístico, como dibujar. Esto puede ayudar a tu cerebro a adaptarse lentamente y a mantener un tono alegre al principio del día.

Una de estas cosas, o una combinación de ellas, puede facilitarte el despertar, ¡incluso si ahora no te consideras una persona madrugadora! Cuanto más te despiertes a una hora determinada, más fácil te resultará adaptarte, así que no pierdas la esperanza si no te sientes alerta enseguida por la mañana. Al cabo de unas semanas, te despertarás a esa hora de forma más natural.

Capítulo 4:
Factores ambientales: crear la situación perfecta para dormir

No son solo nuestros horarios los que influyen en el sueño, sino también nuestro entorno, ya sea nuestro colchón o nuestra mentalidad.

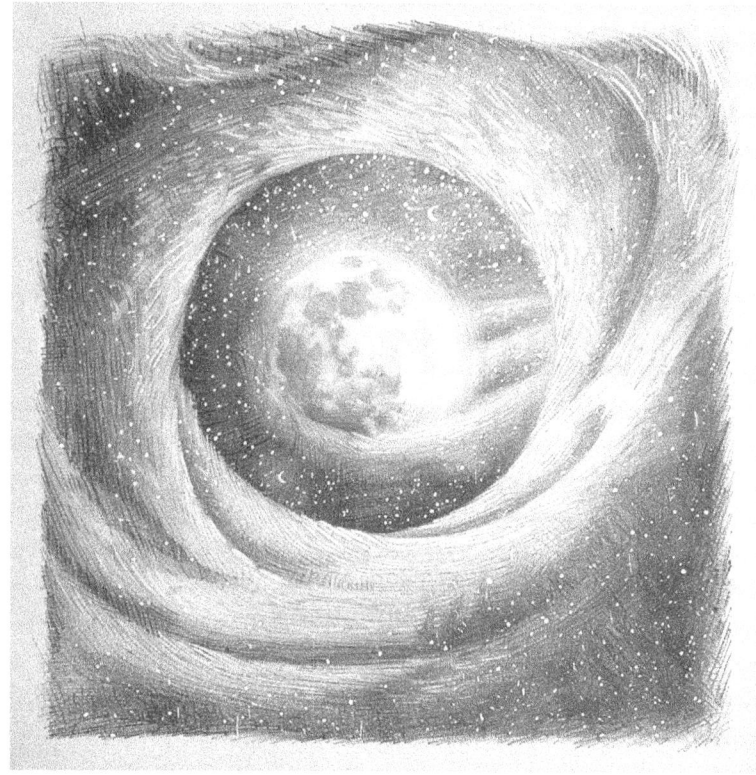

El impacto de nuestro entorno

Es propio de la naturaleza humana ser consciente de lo que nos rodea, al menos a cierto nivel. Piensa en cómo puedes darte cuenta de que una serpiente se cruza en tu camino durante un paseo por la naturaleza. Nos inclinamos a dar cierta cantidad de energía a nuestro entorno para asegurarnos de que estamos a salvo. Es un sistema de supervivencia incorporado de forma natural a nuestro cuerpo.

Sin embargo, debido a esto, nuestro entorno puede tener a veces un gran impacto en cómo dormimos. Desde la temperatura hasta el desorden, hay muchas formas en que nuestro entorno puede afectar a nuestro sueño.

¿Cómo influye la temperatura en el sueño?

A lo largo del día, nuestro cuerpo ajusta la temperatura en función de la exposición al sol que sentimos. Unas horas antes de quedarnos dormidos, nuestra temperatura corporal empieza a bajar y sigue haciéndolo hasta la mañana, cuando vuelve a subir. Durante el día, la temperatura corporal suele permanecer en torno a los 37 °C (o 98,6 °F) (Pacheco, 2024c).

Por esta razón, es útil dormir en un ambiente más fresco para apoyar los esfuerzos de la melatonina y recordar a tu cerebro que es hora de dormir. Del mismo modo que apagarías las luces para simular la sensación de noche, utiliza temperaturas más frescas en tu dormitorio para conseguir el mismo efecto.

¿Qué sonidos pueden mantenerme despierto?

Cualquier ruido que oigas tiene el potencial de perturbar el sueño profundo, aunque no te despierte del todo. ¿Has intentado alguna vez no molestar a alguien que duerme, solo para que un ruido tuyo le haga despertarse? Puede que la persona siguiera dormida, pero aún así oyó el ruido, y existe la posibilidad de que perturbara sus ciclos de sueño.

Los ruidos nocturnos pueden aumentar la adrenalina o el cortisol. Algunas investigaciones también sugieren que podemos ser incluso más sensibles al ruido por la noche que cuando estamos despiertos, por lo que es crucial tener especial cuidado en reducir el ruido para dormir mejor (Summer, 2024d).

Desde los vecinos ruidosos hasta los compañeros de sueño, hay muchas cosas que pueden mantenerte despierto. Lo mejor es evitar cualquier ruido, si es posible, mientras duermes. Intenta primero poner remedio a estas molestias sonoras y, si no puedes, utiliza métodos para reducir el ruido. Esto podría significar utilizar tapones para los oídos o una máquina de ruido para ahogar otros sonidos.

¿Qué debo ponerme para dormir?

La ropa influye en el sueño porque regula nuestra temperatura y proporciona comodidad. Cuando elijas la ropa que te vas a poner para dormir, empieza por elegir un pijama holgado. Si son demasiado ajustados o compresivos, pueden impedir que tu cuerpo se relaje totalmente.

La ropa suelta también es mejor, porque permite que tu piel respire y regula mejor la temperatura corporal. La ropa demasiado gruesa y ajustada puede darte calor y limitarte.

Elige también ropa por capas. En lugar de llevar una sudadera y unos pantalones de chándal a la cama, puedes optar por llevar una camiseta ligera y unos pantalones cortos, con un jersey o una manta extra. De este modo, si te despiertas y tienes demasiado calor por la noche, puedes quitarte fácilmente una capa sin perturbar tu sueño.

¿Un dormitorio desordenado afecta a mi salud del sueño?

Como somos tan conscientes de lo que nos rodea, cada pequeña cosa de nuestro entorno es algo que tiene el potencial de captar nuestra atención. Si te cuesta conciliar el sueño por la noche y el estrés se convierte en la norma, puede deberse al desorden de tu entorno.

Un espacio desordenado puede indicar que algo está pasando negativamente con tu salud mental y tu bienestar general (Carollo, 2024). Es importante trabajar para reducir el desorden y mantener un espacio organizado para favorecer un mejor sueño en general.

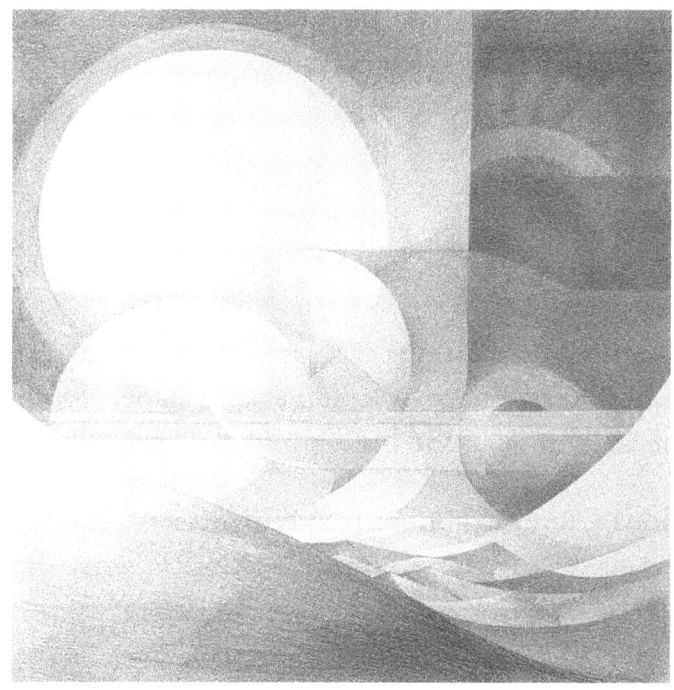

Perfeccionar tu entorno de sueño

Cuando empieces a controlar tus hormonas, tu dieta y tu rutina, empezarás a notar cambios en la salud de tu sueño. Pero para mejorar aún más las cosas y fomentar la constancia, también es importante perfeccionar tu entorno de sueño.

Despejar el desorden para dormir

A continuación encontrarás algunos consejos que te ayudarán a crear una situación armoniosa que te permita equilibrar el sueño y la salud en general:

- **Haz de tu dormitorio un espacio específico para dormir:** Mantén las actividades relacionadas con el trabajo fuera del dormitorio. Este espacio debe asociarse únicamente a la relajación. Esto significa trasladar tu despacho o tu equipo de videojuegos a otro lugar cuando sea posible. Éstos servirán como recordatorios del trabajo o de factores estresantes, lo que podría dificultar la reducción del estado de alerta por la noche.

- **Esconde el desorden:** Aunque no puedas deshacerte de todo el desorden, o si te va a llevar más tiempo limpiar tu espacio, empieza por quitarlo al menos del dormitorio. Si está fuera de tu vista, será más fácil reducir el impacto que pueda tener en tu capacidad para conciliar el sueño.

- **Elimina las superficies que favorecen el desorden:** Si tienes una gran mesa auxiliar o una silla en un rincón, puede que veas que acumula desorden o ropa de más. Retira todo lo que parezca acumular un exceso de cosas, y considera una estética más minimalista para tener un espacio mejor para dormir.

- **Utiliza una alfombra para los suelos duros y cortinas gruesas para las ventanas:** Añadirán una sensación de calidez y comodidad, al tiempo que servirán como medidas adicionales de insonorización.

- **Ten una papelera en el dormitorio:** De este modo, podrás eliminar fácilmente cualquier desorden adicional sin tener que salir completamente del dormitorio, lo que te permitirá limpiar rápidamente antes de acostarte cada noche.

- **Elige colores cálidos y temas monocromáticos:** Reserva la decoración excitante para fuera del dormitorio y mantén la calma y la serenidad en la zona donde duermes. Elige tonos tostados, marrones, anaranjados y amarillos para que tu espacio sea hogareño y poco estimulante.

- **Evita los elementos decorativos:** Cosas como baratijas junto a la cama o piezas decorativas por todo el dormitorio ocupan espacio y contribuyen a la sensación de desorden. Menos es más en el dormitorio para favorecer el sueño y la relajación.

Condiciones ideales para dormir

A continuación encontrarás una guía rápida que te ayudará a formular las mejores situaciones de sueño para descansar mejor.

Elemento ambiental	Situación ideal	Consejos	Alternativas
Temperatura	- 18-20 °C (65-68 °F) (Pacheco, 2024c).	- Utiliza un ventilador de área para mantener la habitación fresca a la	- Date una ducha fría por la noche para ayudar a que

		vez que sirve de aparato de sonido. ● Ajusta el termostato para que baje automáticamente la temperatura por la noche y la aumente por la mañana.	disminuya tu temperatura corporal, sobre todo en verano.
Luz	● Oscuridad total.	● Utiliza un antifaz para bloquear la luz, tanto natural como artificial. ● Utiliza cortinas opacas en el dormitorio para que no entre la luz.	● Utiliza una luz nocturna temporizada si te cuesta dormirte en plena oscuridad. De este modo, se apagará un rato después de que te hayas dormido.
Sonido	● Sin sonido en absoluto.	● Utiliza tapones para los oídos para ayudar a reducir el ruido que se oye del exterior o de los compañeros. ● Invierte en paneles acústicos que te ayuden a reducir el ruido del piso de abajo, del piso de arriba y de los vecinos de al lado que te mantienen despierto toda la noche.	● Si los tapones para los oídos te dificultan dormir cómodamente o utilizar el despertador, considera la posibilidad de utilizar una máquina de ruidos. ● Elige sonidos naturales, como agua corriente o lluvia, para evitar cualquier

				cosa que pueda mantenerte alerta.
Confort	• La posición ideal para dormir es de lado o boca arriba (Suni, 2024a).	• Que te guste un colchón firme o blando depende de tu cuerpo y tus preferencias, como tu peso, altura y posición para dormir. Elige uno que sea un colchón firme y nivelado, con una almohada moderadamente gruesa.		• Utiliza una almohada para las rodillas para dormir más cómodamente. Esto puede ayudarte a aliviar la tensión de las caderas si duermes de lado.

Desintoxicación de la pantalla

La vida moderna tiene un gran impacto en nuestra salud del sueño. Uno de los principales factores que te mantienen despierto por la noche es probablemente la tecnología. La tecnología no es del todo mala, y mucha gente la necesita para su trabajo. Sin embargo, el uso excesivo de las redes sociales puede repercutir en nuestra salud.

Una encuesta mostró que más del 90% de los usuarios de teléfonos inteligentes utilizaban su dispositivo a la hora de acostarse (Alshobaili, 2019). Se trata de un problema frecuente que impide a muchas personas obtener el descanso que necesitan. A continuación te ofrecemos algunos consejos para ayudarte a probar una desintoxicación de pantallas:

- Elige un día de la semana para desconectarte **completamente de tu teléfono**. Responde solo a las llamadas de emergencia e ignora todos los mensajes de texto, notificaciones y correos electrónicos. Utiliza actividades sin pantalla para acostumbrarte a evitar el teléfono, y anota cómo te sientes a lo largo del día para ser consciente de las sensaciones que tienes.

- Establece la norma de **mantener el teléfono fuera del dormitorio**. Invierte en un despertador para despertarte por la mañana en lugar de tu teléfono. Programa una hora más o menos antes de acostarte para consultar las redes sociales, lo que te ayudará a resistir el impulso más tarde.

- **Establece límites de tiempo en varias aplicaciones** para evitar usarlas en exceso, y considera la posibilidad de cambiar tu teléfono a blanco y negro para que sea menos excitante. Nuestros teléfonos proporcionan gratificación instantánea, así que cualquier cosa que hagamos para reducir su atractivo es útil para reducir la impulsividad y el uso excesivo.

Capítulo 5:

Potenciar el Descanso - Enfoques holísticos para la salud a largo plazo

Cuando no podemos dormir, es tentador recurrir a bebidas muy fuertes y con mucha cafeína para mantenernos despiertos. Pero en lugar de confiar en soluciones a corto plazo, adopta enfoques holísticos para mejorar tu salud.

No existe una solución rápida para dormir mejor. En su lugar, hay que centrarse en incorporar pequeños hábitos a lo largo del tiempo que contribuyan a una rutina general mejor.

Los remedios naturales y los enfoques holísticos son siempre una primera sugerencia para remediar el sueño, ya que son accesibles, tienen más probabilidades de no entrañar riesgos y funcionan con los procesos naturales de tu cuerpo para facilitar la mejora. A continuación encontrarás dos categorías: herramientas de descanso y estrategias de relajación.

Las herramientas de descanso pueden costar un poco más de dinero, pero no tienen por qué ser caras. Son herramientas que puedes añadir a tu caja de herramientas de la salud del sueño para mejorar. La segunda categoría, las estrategias de relajación, son en su mayoría sugerencias sin coste, pero muy valiosas por la ayuda que pueden añadir a tu rutina de sueño. Prueba cada una de ellas para ver si surten efecto, y crea una estrategia que se adapte a tus necesidades personales.

No está garantizado que estas adiciones a tu rutina de sueño te ayuden, pero son enfoques que podrían repercutir positivamente en tu salud general. Experimenta con una o dos a la semana para ayudar a construir tu rutina con el tiempo.

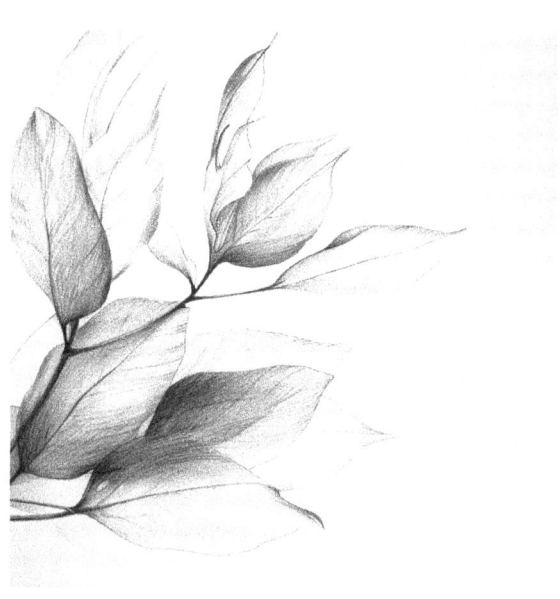

Herramientas de descanso

A continuación encontrarás algunas herramientas para el descanso que puedes añadir a tu rutina diaria o semanal. Puede que tarden más en tener un impacto positivo, pero con paciencia y dedicación, seguro que crean una rutina sólida.

Tés

El té de hierbas es una forma estupenda de añadir más remedios naturales a tu rutina. El té caliente proporciona una sensación de paz y descanso cuando te relajas por la noche. Bebe té mientras escribes un diario por la noche o mientras disfrutas de un rato al aire libre bajo la luz de la luna. Los mejores tés para mejorar la salud del sueño son:

- Lavanda
- Manzanilla
- Menta

Aceites esenciales

Algunos aceites esenciales pueden contener compuestos que favorecen el descanso y mejoran la salud del sueño. Considera la posibilidad de probar algunos de los que promueven un sueño mejor que se indican a continuación (Wong, 2023):

- Bergamota
- Madera de cedro
- Lavanda

Los aceites esenciales pueden añadirse a un baño caliente o utilizarse en un difusor de aire para aromaterapia. Algunos, siempre que sean seguros, pueden aplicarse sobre la piel o añadirse a la loción corporal para favorecer el descanso.

Suplementos

Tomar una determinada vitamina, mineral u otro suplemento dietético en forma de píldora es un método fácil y accesible de añadir esta sustancia química deseada a tu cuerpo de forma constante. Los mejores suplementos para la salud del sueño son:

- Magnesio

- Melatonina

- L-teanina

Asegúrate de consultar con tu médico cuando tomes otros medicamentos, o si te han diagnosticado alguna enfermedad que pueda interactuar con diversos suplementos.

Manta lastrada

Una manta lastrada es como una manta normal, pero a menudo está rellena de pesos para proporcionar más presión. Puedes hacer una manta lastrada casera siguiendo uno de los muchos tutoriales gratuitos que hay en Internet, o puedes comprar una para tu cama.

Una manta lastrada ejercerá presión sobre tu cuerpo, lo que puede proporcionarte una sensación de confort. Cuando te sientes reconfortado y relajado, es menos probable que tenses los músculos, con lo que estarás más satisfecho y podrás descansar mejor.

Protector bucal

Si rechinas los dientes por la noche, un protector bucal es un gran complemento para quienes desean dormir mejor. Así evitarás que tu mandíbula se tense tanto, aliviando de paso algunos dolores de mandíbula y dientes. Consulta a tu dentista para ver si te recomienda un protector bucal específico.

Masajes regulares

Los masajes regulares ayudan a relajar el cuerpo y a liberar la tensión que puedas estar reteniendo. Esto hará que te sientas mejor, induciendo así la producción de serotonina, que puede ayudar a la liberación de melatonina. Puedes invertir en una pistola de masajes en casa para uso personal, o plantearte derrochar en masajes profesionales para una relajación aún mayor.

Estrategias de relajación

¡Dormir mejor no tiene por qué ser caro! Para conocer más métodos para mejorar el sueño, ten en cuenta las estrategias que se indican a continuación.

Baños calientes

Los baños, al igual que los masajes, ofrecen una relajación de todo el cuerpo. La temperatura cálida puede parecer contraintuitiva al principio, ya que la temperatura corporal disminuye por la noche, pero al salir del baño, ¡te invade una ráfaga de frío! La combinación de la relajación seguida de un descenso de la temperatura induce a la somnolencia. Añade aceites esenciales y tisanas para subir el nivel de tu baño, y considera la posibilidad de utilizar una manta con peso al salir. Como ves, hay muchas formas de combinar múltiples estrategias y herramientas para dormir mejor.

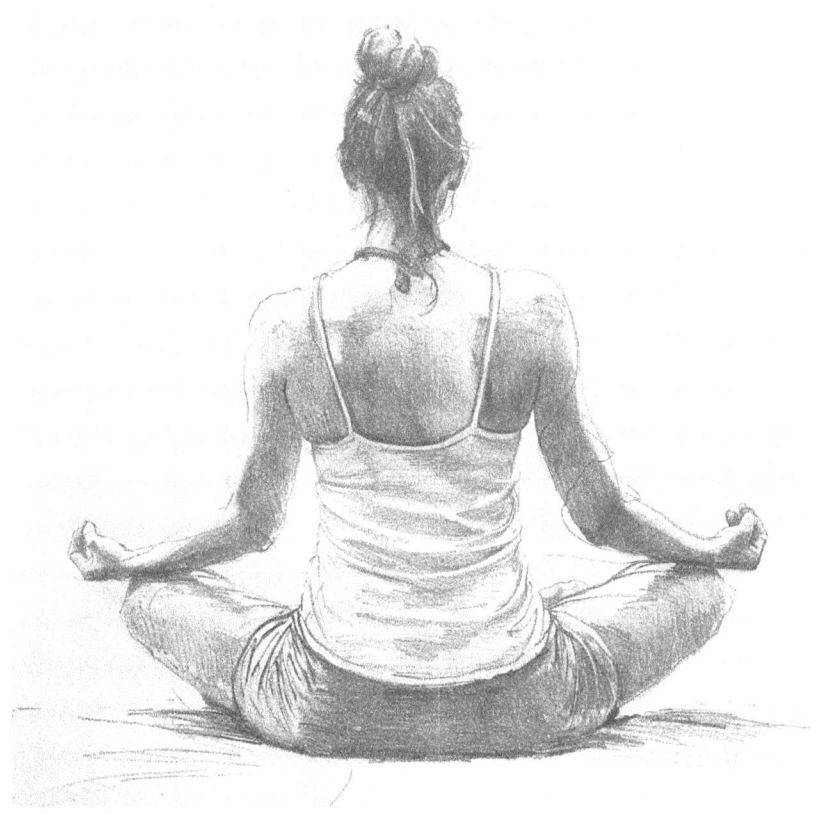

Trabajo de respiración

Muchas personas se encuentran atrapadas en el modo lucha o huida. Esto se refiere a la respuesta al estrés desencadenada por una plétora de factores estresantes a lo largo del día. Cuando se está en modo lucha o huida, puede liberarse cortisol, lo que podría alterar las hormonas del sueño.

La respiración es el proceso de inhalar y exhalar profundamente de forma lenta y constante para activar el sistema nervioso parasimpático. Hacerlo por la noche y por la mañana regulará el organismo y te ayudará a salir del modo lucha/huida para gestionar mejor el estrés. Para practicar la respiración profunda, sigue los pasos que se indican a continuación:

1. Asegúrate de que estás en una posición cómoda. Relaja los hombros, la mandíbula y el abdomen.

2. Inhala profundamente por la nariz. No apresures la respiración, pero tampoco vayas tan despacio que sientas que tus pulmones empiezan a esforzarse.

3. Aguanta la respiración un momento y luego exhala lentamente. Siente cómo tu estómago sube y baja con cada respiración.

4. Sigue practicando este patrón de inhalación y exhalación.

5. Empieza con sesiones de cinco minutos e intenta practicarlo a diario, ampliándolo unos minutos cada vez. Alarga lentamente la espiración hasta que sea más larga que la inhalación, para permitir que la respiración se detenga de forma natural tras la espiración durante unas cuantas cuentas antes de repetir el ciclo. Esto es útil para evitar la respiración excesiva.

El trabajo respiratorio se complementa mejor con métodos adicionales de relajación mental, como la meditación para dormir, la relajación muscular progresiva y la atención plena. Para descubrir métodos adicionales de atención plena y meditación del sueño, ¡o consulta más libros en el apéndice!

Yoga Nidra

También conocida como sueño yóguico, esta técnica de relajación te ayuda a pasar de la vigilia al sueño. Es ideal para utilizarla en las siestas o cuando te acuestas por la noche. Para seguir la práctica del Yoga Nidra, sigue los pasos que se indican a continuación:

1. Túmbate con los ojos cerrados y los pies elevados. Si no es posible tumbarte, siéntate en la silla de la oficina con los ojos cerrados.

2. Programa una alarma de 30 minutos para asegurarte de que te despiertas.

3. Utiliza la respiración para tomar conciencia de tu cuerpo.

4. Piensa en una intención, o punto de visualización, que te ayude a enfocar tus pensamientos hacia la relajación.

5. Recorre tu cuerpo, centrándote en distintas partes, de una en una.

6. Nota cualquier sensación que tengas, y sigue regulando tu respiración.

7. Cuando tu respiración empiece a cambiar, vuelve a centrarte en ella y observa cómo se sienten las distintas partes de tu cuerpo mientras lo haces.

Para una meditación guiada y una práctica especial de Yoga Nidra, ¡o consulta los recursos adicionales sobre el sueño al final del libro!

La siesta como complemento del sueño

¿La siesta es buena para ti? ¿Son las siestas perjudiciales para el sueño? No hay una respuesta exacta de sí o no a esta pregunta. Lo que es importante saber es cómo introducir la duración adecuada de la siesta en tu rutina cuando sea necesario complementarla. A continuación se ofrecen algunos consejos para la siesta de la Fundación del Sueño (Verano, 2024c):

- La duración ideal de la siesta es de entre 20 y 30 minutos. Algo más largo podría llevarte a un sueño más profundo, que requiere un período de tiempo más largo. Si te despiertas en medio de este sueño profundo, puedes sentirte aún más atontado de lo que estabas antes de empezar la siesta.

- Evita dormir la siesta dentro de las ocho horas anteriores a la hora en que te vas a dormir. Una buena regla general es interrumpir las siestas al mismo tiempo que la cafeína. Dormir la siesta después de comer es un buen momento para aprovechar la somnolencia de la tarde provocada por tu ritmo circadiano.

- Duerme la siesta en tu dormitorio siempre que puedas, para mantener un entorno de sueño uniforme. Si duermes la siesta en tu escritorio o lugar de trabajo, podrías entrenar tu mente para tener más sueño en esta zona. El trabajo y el sueño deben mantenerse separados para evitar confundir al cerebro.

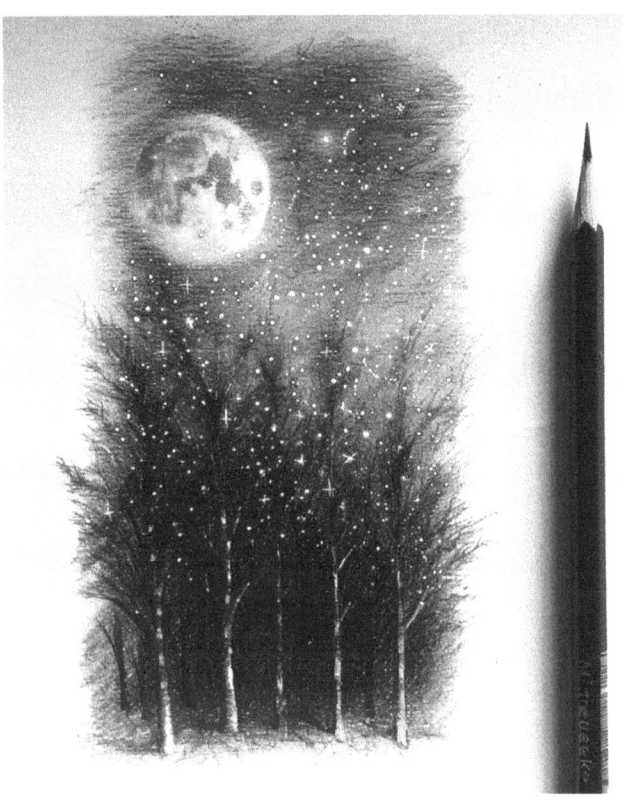

Registro de sueños

Tanto si tienes terrores nocturnos como sueños vívidos que perturban tu sueño, llevar un diario de sueños puede ayudarte a comprender mejor lo que pasa por tu mente por la noche. Soñar puede ser perturbador, sobre todo si te hace despertar. Algunos terrores nocturnos pueden deberse a un trastorno del sueño REM, así que considera la posibilidad de acudir a un profesional sanitario o a un especialista del sueño si se trata de un problema recurrente.

Otra posibilidad es que disfrutes con algunos de tus sueños y te resulte difícil despertarte o pasar del mundo de los sueños al mundo real. Todo el mundo sueña, aunque no tengas necesariamente ningún recuerdo de lo que fueron esos sueños. Independientemente de la situación en que te encuentres, a continuación encontrarás algunos consejos que te ayudarán a registrar tus sueños y a llevar un diario con más frecuencia:

- Lleva un diario junto a la cama, con un bolígrafo a mano para que te resulte más fácil anotar tus sueños a primera hora al despertar. Alternativamente, utiliza una aplicación en tu teléfono o tu aplicación de notas para anotar los sueños inmediatamente. De este modo, también los tendrás todos en un mismo lugar. Mantén el teléfono en modo avión para evitar la tentación de consultar las redes sociales a primera hora de la mañana.

- Otro método de grabación de sueños a tener en cuenta es una app de dictado que puedes utilizar para grabar notas de voz de tus sueños. Puede ser más rápido y fácil hablar de ellos, y puede que descubras que salen más cosas a medida que grabas.

- Concéntrate primero en los símbolos. ¿Qué has visto? ¿En qué lugar estabas? Luego escribe tus acciones: ¿qué hacías? Cómo te sentías. Resalta los símbolos o lugares que parezcan habituales en tus sueños.

- Interpreta tu sueño utilizando un diccionario de sueños para descifrar los símbolos. ¿Qué significan para ti y cómo pueden estar afectando a tus niveles generales de estrés? Esto te ayudará a reducir y gestionar los estados emocionales a lo largo del día.

Capítulo 6:

Capítulo extra-Dormir en circunstancias especiales

Este último capítulo sirve como capítulo "extra" que te proporcionará consejos para diversas circunstancias especiales. Cada sección incluye una guía rápida para explicar cómo afecta esta situación a la salud del sueño, con una lista de consejos para mejorar las cosas después. Repasa cada categoría para obtener información importante sobre el sueño, o utiliza estrategias específicas para tratar diversas situaciones a las que puedas enfrentarte.

Sueño saludable para niños y adolescentes

Por qué afecta al sueño

- **Niños**: El sueño es un proceso reparador para todas las edades, pero este momento de la noche es especialmente importante para los niños, ya que sus mentes aún se están desarrollando. Los niños pueden tener miedo a dormir solos o en la oscuridad, lo que perturba aún más su sueño.

- **Adolescentes**: Los adolescentes a menudo tienen que lidiar con el estrés escolar y unos horarios apretados que pueden afectar a su sueño. Además, el acceso excesivo a las redes sociales y a los teléfonos inteligentes puede llevarles a trasnochar más de lo debido. Algunas investigaciones sugieren también que hay un cambio en el reloj biológico del adolescente, y que durante la adolescencia, "los adolescentes tienen una tendencia natural a dormirse más tarde y a despertarse más tarde" ("Necesidades de sueño", 2000).

- **Familias jóvenes**: Las personas con familias jóvenes y ocupadas tienen probablemente muchas responsabilidades y distintas exigencias rutinarias. Puede ser difícil mantener rutinas de sueño debido a los horarios variables de todos.

Consejos específicos para dormir

- Asegúrate de que los niños pequeños duermen entre 11 y 14 horas diarias. Los niños de 4 a 5 años deben dormir de 10 a 13 horas diarias, y los de 6 a 12 años de 9 a 12 horas diarias. Los

- adolescentes deben dormir de 8 a 10 horas por noche (Suni, 2024d).

- Todos los consejos mencionados anteriormente sobre la creación de rutinas estructuradas y entornos de sueño perfectos se aplican a personas de todas las edades. Una forma de facilitarlo es crear una rutina nocturna. Tal vez puedas elegir por turnos una película relajante para toda la familia mientras todos disfrutan de un té calmante. Puedes arropar a los niños en la cama y leerles un cuento divertido que ellos elijan.

- Invierte en una luz nocturna divertida para que los niños se sientan seguros y felices en sus habitaciones. También puedes considerar el uso de una iluminación más suave en el cuarto de baño para ayudar a inducir más somnolencia. Eso sí, ¡asegúrate de que no sea demasiado oscura! La combinación de calor e iluminación suave les ayudará a tener más sueño.

- Haz que los adolescentes entreguen sus dispositivos a los padres por la noche para asegurarte de que no se quedan despiertos hasta tarde. Establecer normas y límites con la tecnología les ayudará a desarrollar una relación más sólida con ella en la edad adulta.

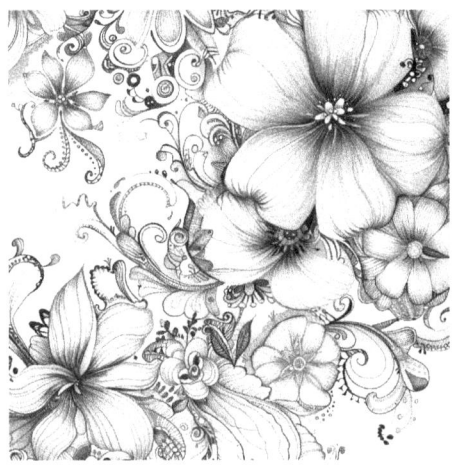

Sueño saludable para las mujeres

Por qué afecta al sueño

- **Menstruación**: Debido a los cambios hormonales, el sueño puede verse afectado durante la menstruación. Los efectos secundarios perturbadores de la menstruación, como calambres y cambios de humor, también pueden influir en el sueño durante este periodo.

- **Embarazo**: El embarazo puede causar malestar, acidez y micción frecuente, todo lo cual puede alterar el sueño.

- **Menopausia**: La menopausia puede provocar sofocos e insomnio, ambos efectos secundarios frecuentes en esta época de la vida de la mujer.

Consejos específicos para dormir

- Crea un entorno más cómodo durante este periodo, y utiliza cosas como almohadillas térmicas o mantas para reducir cualquier dolor o molestia.

- Si notas que tienes calor o sed a lo largo de la noche, chupa trocitos de hielo. Guarda un vasito en el congelador para prepararlo si es necesario. Esta es una alternativa mejor que beber agua a sorbos, que puede mantenerte despierta orinando con frecuencia a lo largo de la noche.

- Eleva la cabeza durante el embarazo si la acidez te causa molestias por la noche. Haz ejercicio a lo largo del día para reducir los síntomas de la menopausia o los calambres menstruales.

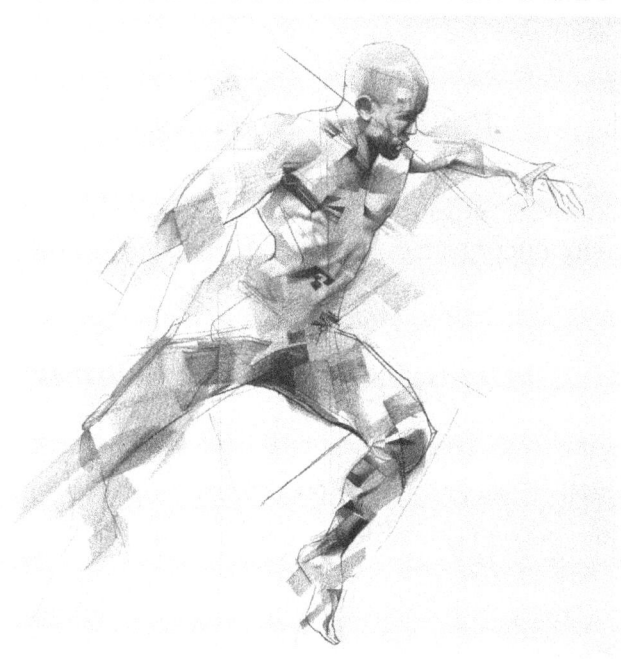

Sueño saludable para deportistas

Por qué afecta al sueño

Los deportistas necesitan más energía para mantener un rendimiento máximo. Los entrenamientos y los partidos pueden dificultar la coherencia de los horarios de sueño.

Consejos específicos para dormir

- Es importante incorporar rutinas de calentamiento a tu rutina, ya que te ayudarán a mejorar el rendimiento y a prepararte para los acontecimientos deportivos que te esperan. Incorpóralas a diario, incluso los días que no vayas a actuar, para ayudar a regular el cuerpo.

- Después de actuar, asegúrate de dejar tiempo para que tu mente y tus músculos se relajen. Date baños calientes y realiza actividades relajantes, como leer o ver la televisión, mientras te recuperas.

- Come alimentos ricos en carbohidratos saludables para obtener energía, y céntrate en proteínas magras que mantengan la energía durante el rendimiento.

- Duerme siestas para complementar la energía en los días de alto rendimiento.

Dormir en horarios no tradicionales

Por qué afecta al sueño

Las personas con horarios de trabajo imprevisibles, que trabajan en segundos o terceros turnos, o que viajan con frecuencia, pueden encontrarse con que luchan contra el desfase horario y el letargo provocados por el trabajo.

Consejos específicos para dormir

- Invierte en herramientas que ayuden a tu cuerpo a mantenerse alineado con lo que sería un ritmo circadiano normal. Por ejemplo, utiliza cortinas opacas y antifaces para ayudar a inducir la oscuridad aunque tengas que dormir durante el día.

- Crea un horario coherente con tus parejas y compañeros de piso que puedan ayudarte con las tareas domésticas y a cuidar a los niños. Incluso cuando los horarios son impredecibles, hacer las cosas dentro del mismo rango y ventana de tiempo puede ser beneficioso para mantener una rutina.

- En lo que respecta al jet lag, intenta seguir un cambio lento y gradual antes del viaje. Aunque no puedas hacer una revisión total de tu rutina, los pequeños cambios pueden prepararte para que los efectos del jet lag sean menos intensos. Haz ejercicio la primera mañana en la nueva zona horaria para ayudar a regular tu cuerpo y sentirte renovado tras el viaje.

- Utiliza suplementos durante las épocas de cambio para ayudar a tu cuerpo a adaptarse, además de otras herramientas mencionadas en el Capítulo 5.

Sueño saludable para mayores de 60 años

Por qué afecta al sueño

Los mayores de 60 años pueden notar que sufren más alteraciones en su rutina, lo que provoca trastornos del sueño. Debido a una menor actividad en edades avanzadas por la jubilación o por tener menos responsabilidades (como cuidar de los hijos), los mayores de 60 años pueden descubrir que tienen más energía hasta altas horas de la noche.

Consejos específicos para dormir

- Evita dormir la siesta a lo largo del día. En lugar de ello, llena tu día de actividades que estimulen la mente y utilicen la energía para favorecer el descanso posterior.

- Procura dormir al menos siete horas por noche y hasta nueve ("Un sueño reparador", s.f.).

- Una técnica útil para quienes intentan conciliar el sueño por la noche es contar del 1 al 100 hacia arriba. Imagina nubes y otras imágenes suaves para aumentar la relajación y la concentración.

Tras poner en práctica los recursos de este libro, si descubres que tu sueño sigue siendo problemático, puede ser una señal de que deberías plantearte buscar atención médica.

Conclusión

El sueño es muy importante para regularlo, pero hay muchos factores que pueden contribuir a dormir mal. Si facilitas un entorno en el que promuevas un sueño saludable, crearás los cimientos para la curación de toda la mente y el cuerpo. Al tomar medidas para mejorar tu descanso, estás tomando medidas para vivir una vida más tranquila.

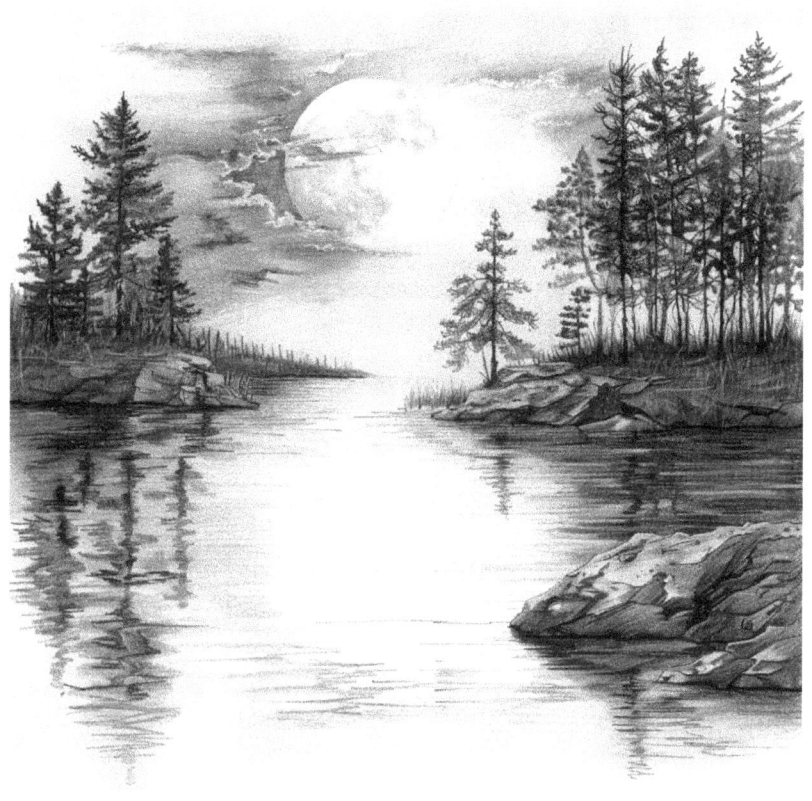

El sueño influye en *todo*. Desde cómo te sientes hasta cómo digiere tu cuerpo, tus hábitos de sueño pueden ser la causa de que te resulte tan difícil conciliar el sueño por la noche. Una noche no hará ni romperá tu salud del sueño, pero empezando tan pronto como esta noche, podrías ver mejoras en tu sueño. Lo que más influirá en el futuro es tu nivel de dedicación y constancia para facilitar un entorno que promueva noches más reparadoras.

Si hay algo que debes aprender de este libro, es que no debes angustiarte demasiado por dormir mal, ya que esto acabará creando un ciclo de estrés del que puede ser difícil escapar. La salud del sueño es importante, y llegarás a un punto en el que te sientas cómodo, confiado y más descansado cada noche. Es probable que en el futuro tengas noches en las que te despiertes y no puedas volver a dormirte, o tal vez ni siquiera puedas conciliar el sueño en primer lugar. No pasa nada. Entrar en pánico solo hará que un pequeño problema se convierta en un gran problema. Esta mentalidad por sí sola puede ser suficiente para ayudarte a empezar en la dirección correcta con las mejoras de la salud del sueño.

Mejorar tu sueño requiere tiempo y paciencia. No te desanimes si los cambios no son inmediatos. Incluso una vez regulado el sueño, puede que tardes en ver resultados más positivos si haces cambios en aspectos como la digestión o el equilibrio hormonal. El cuerpo es fuerte y complejo, lo que significa que es poco probable que sientas todos los beneficios de inmediato. Si al cabo de unas semanas sigues luchando por conseguir un sueño de calidad, no tengas miedo de acudir a un profesional médico que pueda ayudarte a descartar cualquier otro problema de salud subyacente que pueda estar contribuyendo a que duermas mal.

Verás mejoras en pocas semanas siguiendo solo un puñado de los consejos que hemos tratado en los capítulos anteriores. Crea una rutina que te funcione, y recuerda que el cuerpo y las necesidades de cada persona son diferentes. Aunque solo consigas 10 minutos más de sueño reparador cada noche, con el tiempo se convertirá en una rutina nocturna sólida.

Consulta los recursos adicionales que aparecen a continuación para profundizar en tu exploración de la salud del sueño. Se trata de un proceso de salud continuo, ¡pero merece mucho la pena dedicarle tiempo!

Recapitulación de tu Plan de Acción

A modo de resumen rápido, recuerda los siguientes pasos para crear tu plan de acción perfecto de cara al futuro:

1. Entender el sueño y por qué es importante para ayudar a aumentar la motivación para el cambio positivo.

2. Establece la rutina perfecta para trabajar con tu cuerpo, y haz ajustes a lo largo del camino para ayudarte a encontrar lo que es correcto.

3. Resuelve los problemas que perturban tu rutina y crea límites con los demás para facilitar un mejor sueño.

4. Crea el entorno ideal para dormir aún más y céntrate en elementos como la temperatura y el confort para que tu cuerpo se sienta más feliz cada noche.

5. Potencia tu sueño añadiendo elementos adicionales para una noche más reparadora en pequeños incrementos para construir una rutina sólida que dure.

Nota de la autora

Una de las mejores formas de aprender sobre la salud del sueño es conocer las experiencias de otras personas. Las investigaciones valiosas sobre el sueño proceden del estudio de los patrones de personas como tú.

Para ayudar a mantener la conversación en torno al sueño, por favor, deja una reseña y comparte con qué has tenido problemas y cómo piensas superar estos contratiempos. ¿Qué has aprendido que empezarás a poner en práctica a continuación? ¿Qué es lo que más ha resonado?

Las reseñas son muy importantes para ayudar a descubrir buenos libros. Dejar una significa mucho para mi misión -dotar a las personas de conocimientos prácticos y de buena calidad que mejoren la salud y el bienestar- ¡y los leeré todos! Gracias por tomarte el tiempo de enviar una reseña, por breve o larga que sea.

Cuando la salud del sueño se prioriza y gestiona, puede suponer un mundo de diferencia. Esto es bueno para tu vida, ¡pero también para tu familia, amigos y comunidad! Difunde los conocimientos que has adquirido y deja una reseña para ayudar a extender el alcance de este poderoso conocimiento.

30 días para dormir mejor

¡Te mereces una noche de sueño de calidad todos los días! Con este plan de 30 días, te capacitarás para conseguirlo. Durante los próximos 30 días, hay tres cosas esenciales que puedes hacer para mejorar la calidad del sueño:

1. Establece una rutina matutina sólida para crear coherencia.

2. Establece una rutina nocturna sólida para reforzar esa coherencia.

3. Mejora tu calidad general del sueño para que cada noche te sientas más descansado.

Los próximos 30 días se dividirán en estas 3 fases, en las que se fijará un objetivo diario para ayudarte a lograr la constancia en tu rutina. Cada día, repetirás los objetivos de los días anteriores, lo que te ayudará a encontrar un sueño más reparador al final de los 30 días.

En la columna de la izquierda, encontrarás un objetivo diario. Luego, a la derecha, hay espacio para que reflexiones sobre este objetivo. Ten en cuenta los retos, beneficios, motivaciones o intenciones del objetivo y reflexiona sobre ello con tus propias palabras en el espacio proporcionado.

Seguimiento del sueño

Antes de sumergirte en los próximos 30 días para dormir mejor, encontrarás a continuación una tabla que te ayudará a realizar un seguimiento de tu rutina de sueño, lo que te permitirá ser más consciente de tus hábitos de sueño para que puedas hacer los cambios que necesites.

Instrucciones:

1. Escribe el día de la semana (de lunes a domingo) en la primera columna, seguido de la fecha en la segunda.

2. A continuación, escribe la hora a la que te acostaste (es decir, 22:30 h, 00:00 h, etc.) y la hora a la que te despertaste en la columna siguiente. Elige una hora que se adapte a tu horario e intenta cumplirla todos los días.

3. Anota los minutos que has dormido la siesta ese día. Intenta limitar la siesta a 30 minutos y dormirla sólo a primera hora de la tarde para evitar que afecte a la somnolencia nocturna.

4. En la columna de calidad, valora cómo te pareció esa calidad de sueño en una escala del 1 al 10.

5. Por último, escribe una puntuación de sensación general del 1 al 10, teniendo en cuenta cómo se sintieron tu mente y tu cuerpo a lo largo del día.

Esto te ayudará a notar cualquier influencia en tu calidad de sueño, además de proporcionarte un punto para que veas el crecimiento positivo o el cambio que has experimentado.

Nota: Después de mantener un horario regular durante dos semanas, si sigues sintiéndote constantemente cansado, aumenta ligeramente la cantidad de sueño, por ejemplo acostándote 30 minutos antes. Mantén ese nuevo horario regular para ayudar a determinar la duración óptima de sueño necesaria.

Día:	Fecha:	Hora de acostarse:	Hora en la que me desperté:	Tiempo total de siesta:	Calificación de calidad:	Valoración del sentimiento:

Día:	Fecha:	Hora de acostarse:	Hora en la que me desperté:	Tiempo total de siesta:	Calificación de calidad:	Valoración del sentimiento:

Fase 1: Encuentra tu rutina matutina

Objetivo del día 1

Reflexiona sobre tus pautas de sueño y qué objetivos principales tienes para mejorar la calidad del sueño.

Reflexión

Objetivo del día 2

Elige una hora concreta para levantarte cada día. Asegúrate de que tienes tiempo suficiente para prepararte por la mañana. Empieza a despertarte a la misma hora todos los días, incluso el fin de semana.

Reflexión

Objetivo del día 3

Contando hacia atrás desde esta hora de despertarse, fija una hora concreta para acostarte cada día. Consulta el Capítulo 2 si necesitas ayuda para crear una rutina.

Reflexión

Objetivo del día 4

Concéntrate en tu hora ideal de acostarte y levantarte, e identifica los principales obstáculos que pueden dificultar el seguimiento de esta rutina.

Reflexión

Objetivo del día 5

Elabora una lista de recordatorios de por qué es importante para ti tener una hora constante para acostarte y levantarte, y utilízala como motivación para mantenerte en tu rutina. Consulta el Capítulo 1 para saber más sobre la importancia de un sueño saludable.

Reflexión

Objetivo del día 6

Incorpora luz brillante a tu rutina matutina para comprobar cómo puede ayudarte a despertarte y proporcionarte una sensación de alerta. Consulta el Capítulo 2 para saber más sobre cómo influye la luz

Reflexión

en el sueño.

Objetivo del día 7

Reflexiona sobre tus progresos hasta ahora. ¿Qué cambios puedes aplicar para mantenerte constante con esta rutina?

Reflexión

Objetivo del día 8

Fíjate el objetivo de hacer cierta cantidad de ejercicio cada mañana, empezando con 10 minutos al día y ajustándolo según sea necesario para adaptarlo a tu horario. Consulta la Guía de Actividad Física del Capítulo 2 cuando sea necesario.

Reflexión

Objetivo del día 9

Sigue con tu rutina ideal, y complementa con siestas cuando sea necesario. **Recuerda**: mantén las siestas en 30 minutos y hazlas sólo a primera hora de la tarde.

Reflexión

Objetivo del día 10

Examina tu rutina matutina e identifica lo bien que has estado siguiendo esta rutina. Haz los ajustes necesarios y continúa siguiendo esta nueva rutina.

Reflexión

Fase 2: Establecer una rutina nocturna

Objetivo del día 11

Identifica tu hora perfecta para acostarte. Haz los ajustes necesarios a esta hora de acostarte, y haz todo lo posible por seguir tu rutina constante.

Reflexión

Objetivo del día 12

Incorpora a tu rutina un ejercicio nocturno de respiración relajante (consulta el Capítulo 2 para obtener más información sobre los ejercicios de respiración).

Reflexión

Objetivo del día 13

Fíjate el objetivo de limitar la cafeína al menos 12 horas antes de acostarte.

Reflexión

Objetivo del día 14

Añade una rutina de estiramientos ligeros a tus ejercicios nocturnos de respiración.

Reflexión

Objetivo del día 15

Ya que has llegado a la mitad de los 30 días para dormir mejor, reflexiona sobre tu rastreador del sueño y fíjate en cualquier pauta o hábito que pueda estar perturbando tu sueño.

Reflexión

Objetivo del día 16

Continúa siguiendo la misma rutina y experimenta con diferentes estiramientos y ejercicios de

Reflexión

respiración (para más información, consulta el capítulo 2).

Objetivo del día 17

Crea un nuevo objetivo de autocuidado para incorporar algo a tu rutina nocturna, como la lectura o un régimen de cuidado de la piel.

Reflexión

Objetivo del día 18

Practica la meditación durante al menos 10 minutos antes de acostarte esta noche.

Reflexión

Objetivo del día 19

Identifica los principales éxitos que has tenido al establecer una rutina matutina y nocturna, y cómo te ha hecho sentir.

Reflexión

Objetivo del día 20

Reflexiona sobre tu rutina, así como sobre el rastreador del sueño, y anota algunos de tus puntos fuertes y débiles que notes.

Reflexión

Fase 3: Mejorar la calidad del sueño

Objetivo del día 21 Reflexiona sobre tus cambios en la calidad del sueño a partir del establecimiento de una rutina.	**Reflexión**
Objetivo del día 22 Crea un nuevo objetivo para mejorar aún más la calidad. Escribe los pasos que tendrás que dar para alcanzar este objetivo, y qué te motivará para conseguirlo.	**Reflexión**
Objetivo del día 23 Incorpora a tu rutina diaria algo que mejore la calidad del sueño, como la atención plena, los estiramientos o escribir un diario.	**Reflexión**
Objetivo del día 24 Celebra tus éxitos hasta ahora, y date las gracias por haberte esforzado en dormir mejor.	**Reflexión**
Objetivo del día 25 Identifica los mayores retos a los que te enfrentarás en el futuro, y qué puedes hacer para superarlos.	**Reflexión**
Objetivo del día 26 Sigue con la misma rutina y reflexiona sobre lo que has aprendido con esta experiencia.	**Reflexión**

Objetivo del día 27   **Reflexión**

Echa la vista atrás en tu rastreador del sueño e identifica una de las cosas que más ha afectado negativamente a tu rutina de sueño. Consulta los Capítulos 3 y 4 para ver si alguna de estas perturbaciones te ha mantenido despierto.

Objetivo del día 28   **Reflexión**

Sigue practicando la misma rutina y destaca los cambios positivos que has experimentado.

Objetivo del día 29   **Reflexión**

Identifica qué es lo que más ha cambiado positivamente en cómo te sientes física y mentalmente después de estos 30 días.

Objetivo del día 30   **Reflexión**

Celebra que has llegado al último día y sigue con tu rutina en adelante. Comparte este plan con otra persona, y considera la posibilidad de repetir lo anterior con alguien para progresar continuamente y ayudar a animar a los demás a dormir mejor.

Recursos adicionales sobre el sueño

A continuación encontrarás algunos recursos que pueden ayudarte a continuar el proceso de construir una rutina de sueño mejor.

Ayuda especializada

A veces, puede que necesites ayuda más especializada. Hay algunas afecciones que pueden impedirte dormir bien. Entre ellas están:

- apnea del sueño
- narcolepsia
- síndrome de piernas inquietas
- terrores nocturnos

Para ayudarte a determinar si puedes estar sufriendo alguna de estas afecciones, habla con un profesional médico. También puedes encontrar ayuda en sitios web acreditados como The Cleveland Clinic o Johns Hopkins Medicine.

Aprendizaje Continuo

A continuación se sugieren algunos libros y podcast para ayudarte a continuar tu viaje de mejora del sueño:

- **The 4 Pillar Plan** *por el Dr. Rangan Chatterjee*
- **Why We Sleep: Unlocking the Power of Sleep and Dreams** *por Matthew Walker*
- *Serie de* **Podcasts** *de* **Invitados** **del Laboratorio Huberman** | *Dr. Matt Walker*

Fuentes en Internet

- Centro para la Ciencia del Sueño Humano

    - www.humansleepscience.com
- Fundación del Sueño
    - www.sleepfoundation.org
- Fundación Nacional del Sueño
    - www.thensf.org

Por último, echa un vistazo a mi sitio web drsuiwongmd.com, donde puedes inscribirte en mi lista de correo, y registrarte en bit.ly/sleepbetterbonuses para descargarte hojas de ejercicios gratuitas, ¡y encontrar un audio de Yoga Nidra (sueño yóguico)! Además, descubrirás más herramientas que te ayudarán a mejorar tus capacidades cognitivas para dejar un impacto positivo en tu mente y tu cuerpo.

¿Puedes ayudarme, por favor?

¡Gracias de nuevo por leer este libro!

Las reseñas marcan la diferencia a la hora de descubrir un libro.

Me encantaría conocer tu opinión con una reseña rápida en Amazon.

Te lo agradezco profundamente y leeré tus reseñas.

Para tu comodidad, los siguientes códigos QR o enlaces te llevan directamente a la página de la reseña en su respectivo mercado de Amazon:

Amazon.com	Amazon.es
Amazon.com/review/create-review?&asin=1917353286	Amazon.es/review/create-review?&asin=1917353286

Apéndice

Puede que te interesen otros libros de la Dra Sui H. Wong MD FRCP
https://www.drsuiwongmd.com/books

Para recibir alertas sobre futuros libros, registra aquí tu interés, incluidas ofertas gratuitas durante las promociones

bit.ly/drwongbooks

Para descargarte plantillas y hojas de trabajo de este libro, regístrate en

bit.ly/sleepbetterbonuses

Referencias

Las referencias proporcionadas aquí incluyen una mezcla de artículos científicos y sitios web que proporcionan información valiosa y a los que puedes acceder fácilmente para realizar lecturas adicionales. Ten en cuenta que constantemente se realizan nuevos estudios. Puedes utilizar los recursos aquí expuestos para ayudarte a construir tu base de conocimientos y tomar las riendas de tu viaje hacia la salud.

A good night's sleep. (s.f.). NIH. https://www.nia.nih.gov/health/sleep/good-nights-sleep

Abbasi-Feinberg, F., Aurora, R. N., Carden, K. A., Kapur, V. K., Malhotra, R. K., Martin, J. L., Olson, E. J., Ramar, K., Rosen, C. L., Rowley, J. A., Shelgikar, A. V., Trotti, L. M. (1 de octubre de 2021). *Sleep is essential to health: an American Academy of Sleep Medicine position statement.* JCSM. https://jcsm.aasm.org/doi/full/10.5664/jcsm.9476

Alshobaili, F. & AlYousefi, N. (8 de junio de 2019). *The effect of smartphone usage at bedtime on sleep quality among Saudi non-medical staff at King Saud University Medical City.* National Library of Medicine. https://www.ncbi.nlm.nih.gov/pmc/articles/PMC6618184/

Baron, E. D., Cooper, K. D., Koo, B., Matsui, M. S., Oyetakin-White, P., Suggs, A., Yarosh, D. (30 de septiembre de 2014). *Does poor sleep quality affect skin aging?* National Library of Medicine. https://pubmed.ncbi.nlm.nih.gov/25266053/

Benton, D., Bloxham, A., Brennan, A., Gaylor, C., Young, H. A. (21 de septiembre de 2022). *Carbohydrate and sleep: an evaluation of putative mechanisms.* NIH. https://www.ncbi.nlm.nih.gov/pmc/articles/PMC9532617/

Blume, C., Garbazza, C., & Spitschan, M. (20 de agosto de 2019). *Effects of light on human circadian rhythms, sleep, and mood.* NIH. https://www.ncbi.nlm.nih.gov/pmc/articles/PMC6751071/

Bryan, L. (14 de diciembre de 2023). *Adenosine and sleep: understanding your sleep drive.* The Sleep Foundation. https://www.sleepfoundation.org/how-sleep-works/adenosine-and-sleep

Bryan, L. (5 de abril de 2024a). *Why do we need sleep?* The Sleep Foundation. https://www.sleepfoundation.org/how-sleep-works/why-do-we-need-sleep

Bryan, L. (15 de marzo de 2024b). *Circadian rhythm.* The Sleep Foundation. https://www.sleepfoundation.org/circadian-rhythm

Bryan, L. (7 de mayo de 2024c). *Alcohol and sleep.* The Sleep Foundation. https://www.sleepfoundation.org/nutrition/alcohol-and-sleep

Carollo, M. (10 de abril de 2024). *Reduce stress through decluttering.* Columbia University Irving Medical Center. https://www.columbiadoctors.org/news/reduce-stress-through-decluttering

Cat keeping you awake? How to manage night activity. (s.f.). Animal Humane Society. https://www.animalhumanesociety.org/resource/cat-keeping-you-awake-how-manage-night-activity

Chesak, J. (20 de marzo de 2023). *How these 3 sleep positions affect your gut health.* Healthline. https://www.healthline.com/health/healthy-sleep/sleep-effects-digestion

Dasgupta, R. (1 de septiembre de 2021). *How sleep can affect your hormone levels, plus 12 ways to sleep deep.* Healthline. https://www.healthline.com/health/sleep/how-sleep-can-affect-your-hormone-levels

Davis, N. (11 de diciembre de 2019). *The best workout routine to do before bedtime.* Healthline. https://www.healthline.com/health/sleep/the-best-workout-routine-to-do-before-bedtime

Dinardo, K. (10 de octubre de 2020). *Rest better with light exercises.* The New York Times. https://www.nytimes.com/2020/10/10/at-home/exercises-for-better-sleep.html

Everett, A. C., Hinko, A., Horowitz, J. F., Newsom, S. A. (13 de agosto de 2013). *A single session of low-intensity exercise Is sufficient to enhance insulin sensitivity into the next day in obese adults.* National Library of Medicine. https://www.ncbi.nlm.nih.gov/pmc/articles/PMC3747878/

Foods that help you sleep. (2020, Diciembre). The Sleep Charity. https://thesleepcharity.org.uk/information-support/adults/sleep-hub/foods-that-help-you-sleep/

Good sleep for good health. (2021, Abril). News in Health. https://newsinhealth.nih.gov/2021/04/good-sleep-good-health

Gupta, S., Shankar, E., & Srivastava, J. (1 de febrero de 2011). *Chamomile: A herbal medicine of the past with bright future.* NIH. https://www.ncbi.nlm.nih.gov/pmc/articles/PMC2995283/

Hong, S., Jeong, J., & Kim, T. (11 de marzo de 2015). *The impact of sleep and circadian disturbance on hormones and metabolism.* National Library of Medicine. https://www.ncbi.nlm.nih.gov/pmc/articles/PMC4377487/

Hormones. (23 de febrero de 2022). The Cleveland Clinic. https://my.clevelandclinic.org/health/articles/22464-hormones

How sleep deprivation impacts mental health. (2022, March 16). Columbia University Irving Medical Center. https://www.columbiapsychiatry.org/news/how-sleep-deprivation-affects-your-mental-health

Human growth hormone (HGH). (21 de junio de 2022). The Cleveland Clinic. https://my.clevelandclinic.org/health/articles/23309-human-growth-hormone-hgh

Insomnia. (s.f.). The Cleveland Clinic. https://my.clevelandclinic.org/health/diseases/12119-insomnia

Koala fact sheet. (1 de julio de 2020). PBS. https://www.pbs.org/wnet/nature/blog/koala-fact-sheet/

Krans, B. (17 de agosto de 2018). *Foods that can improve sleep.* Healthline. https://www.healthline.com/health/foods-for-better-sleep

Martin, W. (15 de marzo de 2023). *Why morning people should never teach or grade after 6 p.m.* Harvard Business Publishing. https://hbsp.harvard.edu/inspiring-minds/why-morning-people-should-never-teach-or-grade-after-6-p-m

McTigue, S. (27 de febrero de 2020). *Do babies sleep in the womb?* Healthline. https://www.healthline.com/health/pregnancy/do-babies-sleep-in-the-womb

Newsom, R. (1 de noviembre de 2023). *Nicotine and sleep.* The Sleep Foundation. https://www.sleepfoundation.org/physical-health/nicotine-and-sleep

Newsom, R. (12 de enero de 2024a). *Blue light: what it is and how it affects sleep.* The Sleep Foundation. https://www.sleepfoundation.org/bedroom-environment/blue-light

Newsom, R. (7 de mayo de 2024b). *Cognitive behavioral therapy for insomnia (CBT-I): An overview.* The Sleep Foundation. https://www.sleepfoundation.org/insomnia/treatment/cognitive-behavioral-therapy-insomnia

Pacheco, D. (26 de octubre de 2023). *Sleep and blood glucose levels.* The Sleep Foundation. https://www.sleepfoundation.org/physical-health/sleep-and-blood-glucose-levels

Pacheco, D. (11 de abril de 2024a). *Sleep inertia: how to combat morning grogginess.* The Sleep Foundation. https://www.sleepfoundation.org/how-sleep-works/sleep-inertia

Pacheco, D. (17 de abril de 2024b). *Caffeine and sleep.* The Sleep Foundation. https://www.sleepfoundation.org/nutrition/caffeine-and-sleep

Pacheco, D. (7 de marzo de 2024c). *Best temperature for sleep.* The Sleep Foundation. https://www.sleepfoundation.org/bedroom-environment/best-temperature-for-sleep

Pacheco, D. (13 de mayo de 2024d). *How to become a morning person.* The Sleep Foundation. https://www.sleepfoundation.org/sleep-faqs/how-to-become-a-morning-person

Peters, B. (22 de mayo de 2023). *Is eating before bed bad for you?* Verywell Health. https://www.verywellhealth.com/eating-before-bed-3014981

Rausch-Phung, E., & Rehman, A. (19 de diciembre de 2023). *How long should it take to fall asleep?* The Sleep Foundation. https://www.sleepfoundation.org/sleep-faqs/how-long-should-it-take-to-fall-asleep

Rosen, L. (31 de agosto de 2015). *Relax, turn off your phone, and go to sleep.* Harvard Business Review. https://hbr.org/2015/08/research-shows-how-anxiety-and-technology-are-affecting-our-sleep

Salamon, M. (16 de noviembre de 2022). *How blue light affects your sleep.* WebMD. https://www.webmd.com/sleep-disorders/sleep-blue-light

Sheikh, Z. (13 de noviembre de 2023). *Foods high in tryptophan.* WebMD. https://www.webmd.com/diet/foods-high-in-tryptophan

Sueño. (19 de junio de 2023). The Cleveland Clinic. https://my.clevelandclinic.org/health/body/12148-sleep-basics

Sueño. (s.f.). American Heart Association. https://www.heart.org/en/healthy-living/healthy-lifestyle/sleep

Sleep Needs, Patterns, and Difficulties of Adolescents: Summary of a Workshop. (2000). NIH. https://www.ncbi.nlm.nih.gov/books/NBK222804/

Stanborough, R. J. (10 de julio de 2020). *How does cortisol affect your sleep?* Healthline. https://www.healthline.com/health/cortisol-and-sleep

Stress and sleep. (s.f.). American Psychological Association. https://www.apa.org/news/press/releases/stress/2013/sleep

Summer, J. (19 de abril de 2024a). *What is tryptophan?* The Sleep Foundation. https://www.sleepfoundation.org/nutrition/what-is-tryptophan

Summer, J. (29 de febrero de 2024b). *8 health benefits of sleep.* The Sleep Foundation. https://www.sleepfoundation.org/how-sleep-works/benefits-of-sleep

Summer, J. (11 de marzo de 2024c). *Napping: benefits and tips.* The Sleep Foundation. https://www.sleepfoundation.org/napping

Summer, J. (7 de marzo de 2024d). *How noise can affect your sleep satisfaction.* The Sleep Foundation. https://www.sleepfoundation.org/noise-and-sleep

Suni, E. (21 de diciembre de 2023a). *How do animals sleep?* The Sleep Foundation. https://www.sleepfoundation.org/animals-and-sleep

Suni, E. (18 de julio de 2023b). *How lack of sleep impacts cognitive performance and focus.* The Sleep Foundation. https://www.sleepfoundation.org/sleep-deprivation/lack-of-sleep-and-cognitive-impairment

Suni, E. (1 de junio de 2023c). *Myths and facts about sleep.* The Sleep Foundation. https://www.sleepfoundation.org/how-sleep-works/myths-and-facts-about-sleep

Suni, E. (10 de abril de 2024a). *Best sleeping positions.* The Sleep Foundation. https://www.sleepfoundation.org/sleeping-positions

Suni, E. (12 de abril de 2024b). *The best foods to help you sleep.* The Sleep Foundation. https://www.sleepfoundation.org/nutrition/food-and-drink-promote-good-nights-sleep

Suni, E. (27 de marzo de 2024c). *Insomnia: symptoms, causes, and treatments.* The Sleep Foundation. https://www.sleepfoundation.org/insomnia

Suni, E. (13 de mayo de 2024d). *How much sleep do you need?* The Sleep Foundation. https://www.sleepfoundation.org/how-sleep-works/how-much-sleep-do-we-really-need

The best times to eat. (2023, Octubre). Northwestern Medicine. https://www.nm.org/healthbeat/healthy-tips/nutrition/best-times-to-eat

The state of sleep health in America 2023. (s.f.). American Sleep Apnea Association. https://www.sleephealth.org/sleep-health/the-state-of-sleephealth-in-america/

Vandekerckhove, M. (1 de diciembre de 2017). *Emotion, emotion regulation, and sleep: an intimate relationship.* NIH. https://www.ncbi.nlm.nih.gov/pmc/articles/PMC7181893/

Walker, M. (s.f.). *The buzz on alcohol and caffeine.* Master Class. https://www.masterclass.com/classes/matthew-walker-teaches-the-science-of-better-sleep/chapters/the-buzz-on-alcohol-and-caffeine

Watson, K. (10 de febrero de 2023). *How long does it take for water to pass through your body?* Healthline. https://www.healthline.com/health/digestive-health/how-long-does-it-take-for-water-to-pass-through-your-body

What to wear to bed: pajamas, socks or nothing at all. (25 de abril de 2023). The Better Sleep Council. https://bettersleep.org/blog/what-to-wear-to-bed-pajamas-socks-or-nothing-at-all/

Why is sleep important. (s.f.). American Psychological Association. https://www.apa.org/topics/sleep/why

Why is sleep important? (24 de marzo de 2022). NIH. https://www.nhlbi.nih.gov/health/sleep/why-sleep-important

Why sleep matters: benefits of sleep. (1 de octubre de 2021). Division of Sleep Medicine. https://sleep.hms.harvard.edu/education-training/public-education/sleep-and-health-education-program/sleep-health-education-41

Referencias de imágenes:

Creé las ilustraciones de este libro utilizando Midjourney www.midjourney.com. Estoy agradecida por esta herramienta que me ayudó a plasmar mi visión de estas imágenes.